LA SANTE AU PLURIEL

Docteur Joseph HERIARD DUBREUIL

Manuel familial de médecine anthroposophique

Préface du Dr Joachim BERRON

IPREDIS

64, rue des Rondeaux, 75020 Paris.

ISBN 2-908502-14-3

Achevé d'imprimer en octobre 1995 par Edirap, imprimeur à Fontenay-sous-Bois (94)

DEPOT LEGAL : 4ème trimestre 1995

Manuel familial

de

médecine

anthroposophique

SOMMAIRE

PREFACE

Tout au long de sa carrière, le praticien ne cesse d'expliquer et de prodiguer des conseils. Parfois, l'essentiel de cette action est confié à un écrit destiné aux foyers. On peut s'instruire ainsi sur ce qui est habituel en pathologie domestique et mesurer les limites de ce qu'en cas de besoin le bon sens peut entreprendre sans risques.

Au cours de ce siècle, les ressources de la médecine se sont étendues considérablement. L'enseignement de Rudolf Steiner fait partie des innovations les plus importantes. Grâce aux connaissances offertes de la sorte au corps médical, et à l'expérience que bien des médecins dans le monde en ont faite, l'auteur de cet ouvrage a pu réunir des données utiles et praticables.

Le docteur J. Hériard Dubreuil a pris le soin d'ajouter à l'énumération des affections et de leur traitement un exposé sur la nature de l'Homme. C'est un sujet digne d'intérêt, car c'est à cette nature que s'adressent les mesures recommandées par ce recueil.

Mieux que de seulement livrer des instructions en la matière, ces pages invitent à réfléchir à ce que chacun peut comprendre. La réflexion peut s'allier au geste lorsqu'il s'agit de consulter cet ouvrage.

A qui voudrait s'instruire davantage, une bibliographie trace la voie.

Dr Joachim Berron

AVANT-PROPOS

Nous présentons ici au grand public un petit livre essentiellement pratique. Il existe de nombreux ouvrages concernant la médecine anthroposophique, mais ils sont en général destinés aux médecins, ou bien ils exposent les fondements de cette médecine, qui sont très vastes, et dont l'étude requiert une attention et un temps considérables. Ceci est justifié et tient à la nature même de la médecine anthroposophique, dont l'importance réside précisément dans les fondements.

Tout autre est le problème qui se pose à ceux qui ont déjà bénéficié des soins d'un praticien qui a recours à cette médecine, et qui voudraient dans des situations courantes relativement simples et bénignes pouvoir se soigner eux-mêmes. Inévitablement, ce problème se pose dans de nombreux cas ; ce phénomène qu'on appelle automédication est largement répandu et se justifie amplement. On ne va pas déranger son médecin, que l'on sait en général très occupé, pour un rhume ou une écorchure. Mais si l'on a déjà bénéficié des médicaments de la médecine anthroposophique, on en a retiré un tel bienfait, on en a été si satisfait, que l'on voudrait bien aussi soigner les choses simples en recourant à ces remèdes-là.

Une évolution s'est faite également dans la médecine courante qui a recours, de plus en plus on doit le reconnaître, à des substances issues de l'industrie chimique même pour des soins relativement bénins. On connaît le recours quasi-systématique à des antibiotiques pour le moindre symptôme grippal, et l'utilisation de produits chimiques hautement élaborés qui entrent dans la composition de la plupart des pommades antiseptiques ou d'un simple sirop pour la toux. Le souci de se soigner de manière "naturelle" (ce qui demanderait à être précisé) ou plus précisément de ne pas recourir à des produits de l'industrie chimique lorsque, un peu instinctivement, ils n'apparaissent pas justifiés, conduit à se tourner vers des médicaments en effet plus proches de la nature. On recherche alors un guide pour cela, et la plupart du temps on a recours à des ouvrages reposant sur l'utilisation de médicaments homéopathiques, ouvrages nombreux et facilement utilisables.

Celui qui a eu recours à la médecine anthroposophique éprouve alors la surprise de voir que les indications données dans ces ouvrages ne correspondent pas vraiment ou pas tout à fait à ce qui lui a été prescrit par un médecin anthroposophe. Cette constatation nous a été faite bien souvent, et c'est pour répondre à ce besoin que nous publions ce modeste ouvrage, permettant de se soigner soi-même dans des cas simples, en ayant recours aux médicaments de la médecine anthroposophique.

Comme il n'est pas juste cependant d'utiliser ces produits de manière presque automatique et sans la réflexion qui doit accompagner cette utilisation, nous donnons en complément des indications simples mais aussi complètes que possible sur la nature de ces remèdes, leur mode d'action, la façon dont ils ont été découverts, leur génie propre. Ceci conduit à donner une présentation de la médecine anthroposophique, et donc de l'anthroposophie elle-même dont elle est une des applications. Ceux qui ne se contentent pas d'appliquer des recettes, mais cherchent à devenir conscients de ce qui se passe dans les phénomènes de la maladie et de la guérison, et plus généralement qui éprouvent une légitime curiosité pour les mystères que recèle la nature humaine, trouveront là un point de départ à une connaissance très vaste. Une bibliographie vient alors combler le désir d'en savoir plus.

AVERTISSEMENT

Le souci numéro un qui guide un médecin dans la rédaction d'un ouvrage de ce genre est que le lecteur perçoive le plus clairement possible la limite entre ce qu'il peut soigner par lui-même et ce qui nécessite le recours à un médecin. Ceci sera répété à chaque fois que la nécessité l'imposera dans la rédaction de l'ouvrage. Nous ne saurions assez mettre en garde nos lecteurs contre la tentation redoutable de prétendre tout soigner par eux-mêmes, et l'illusion qui pourrait naître du fait d'avoir à sa disposition le présent ouvrage. Les indications succinctes qui sont données ici ne font pas du lecteur un médecin ; elles ne remplacent pas les longues années d'études, ni surtout la familiarité quotidienne avec les signes et les symptômes trompeurs. La médecine est un art difficile, le médecin est lui-même sujet à l'erreur, et il doit savoir prévoir le pire qu'il côtoie et qu'il connaît. Celui qui entreprend de se soigner soi-même ou de soigner ses enfants doit être parfaitement conscient de ses propres limites, et recourir au médecin dès que quelque chose d'inhabituel lui apparaît. Il apprend à connaître l'utilisation de quelques remèdes simples dans des cas simples ; dès que l'on sort de ce cas de figure, le recours s'impose. On ne doit prendre pour soi-même, et encore moins faire courir aux autres, le moindre risque.

INDICATIONS PRATIQUES

Tous les médicaments indiqués sont disponibles dans les pharmacies. Sauf indication particulière, il faut exiger des médicaments venant d'un laboratoire spécialisé dans la préparation de la pharmacie anthroposophique.

Mode d'administration

Les médicaments sont à prendre en général *avant les repas,* un quart d'heure avant ou juste avant. Lorsqu'il y a plusieurs médicaments à prendre, on les prend l'un après l'autre sans les mélanger, mais sans attendre entre chaque médicament.

Les *dilutions* se prennent avec un peu d'eau : une cuillerée à café suffit. Si l'on doit prendre plusieurs médicaments en dilution, on prend chacun dans une cuiller à café d'eau (autant de cuillerées d'eau que de médicaments).

Les *triturations* indiquées se prennent sans eau.

Les *granules* se prennent sans eau : on peut les laisser fondre sous la langue. Pour les jeunes enfants, on écrasera les granules et on les fera fondre dans un peu d'eau.

Posologie

Pour un *adulte*, la prise est en général de dix gouttes ; on en aura l'équivalent avec trois granules.

Pour un *enfant*, on donne une goutte par année d'âge, jusqu'à dix, ou bien un granule jusqu'à cinq ans, deux au delà.

La *mesure* indiquée pour les triturations correspond à une petite mesurette qui est livrée avec les boîtes de poudre. Si l'on ne dispose pas de cette mesurette, on prendra la quantité équivalente à la grosseur d'un petit pois.

COEUR ET CIRCULATION

1. Un médicament de base

Il existe un médicament de base que l'on peut prendre pratiquement dans toutes les manifestations concernant le coeur et la circulation sanguine (accélération du pouls, ralentissement du pouls, palpitations, etc.)

hyosciamus	*0,1 %*	
onopordon	*2,5 %*	
primula	*2,5 %*	*dil.*

une goutte par année d'âge (maximum 10 gouttes) trois fois par jour.

On le prend également en cas de forte fièvre, pour soutenir le coeur.

2. Hypertension artérielle

On ne saurait se dispenser de la surveillance médicale régulière lorsqu'on est atteint d'hypertension vraie.

Il existe cependant beaucoup de cas que les intéressés qualifient eux-mêmes de "tension nerveuse", ce qui veut dire que la pression sanguine s'élève lors de certaines émotions, contrariétés ou situations de la vie. On peut alors recourir au traitement suivant :

carbo	*D 15*	
chamomilla	*D 3*	
rénine	*D 4*	
solutio sacchari	*D 15*	*dil.*

dix gouttes trois fois par jour.

3. Jambes lourdes et gonflées

Outre le traitement de base indiqué pour la circulation :

cuprum *D 1* *pommade*

en applications sur les jambes le soir au coucher, de bas en haut depuis la cheville jusqu'au genou.

4. Varices

On associera :

hyosciamus	*0,1 %*	
onopordon	*2,5 %*	
primula	*2,5 %*	*dil.*

dix gouttes trois fois par jour.

cuprum *D 1 pommade*
en applications sur les jambes le soir au coucher, de bas en haut depuis la cheville jusqu'au genou.

hirudo *D 4 dil.*
dix gouttes trois fois par jour.

kalium aceticum stibiatum *D 3 trit.*
une mesure trois fois par jour. Ce médicament peut être pris pendant plusieurs mois.

5. Jambes douloureuses

allium cepa	*D1*	
baryta citrica	*D 11*	
cutis foeti	*D 3*	
hirudo	*D 1*	*10 %*
polygonatum	*D 3*	
thuya	*D 7*	
tissu réticulo-endothélial	*D 3*	
vespa crabro	*D 2*	
oleum aethereum rosmarini		*0,5 % gel*

en applications trois à quatre fois par jour sur les veines saillantes douloureuses, sur les noeuds variqueux.

Les sujets prédisposés aux *phlébites*, et qui reconnaissent chez eux les signes indiquant une menace de phlébite prendront préventivement :

crotalus	*D 20*	
lachesis	*D 12*	
naja	*D 10*	
vipera	*D 30*	*dil.*

dix gouttes trois fois par jour (ou même six fois par jour). Le traitement doit être poursuivi au moins un mois.

6. Hémorroïdes

Les hémorroïdes sont des varices un peu particulières, et les traitements indiqués pour les varices leur sont applicables.

Il s'y joint d'autres phénomènes douloureux : irritation locale, saignements. L'*irritation* est traitée avec :

achillea	*D 1*	
aesculus	*D 3*	
gentiana	*D 3*	
hamamelis	*D 3*	
stibine	*D 8*	*dil.*

dix gouttes trois fois par jour.

Localement, on disposera de pommade :

aesculus cortex	*10 %*	
antimonium	*0,2 %*	
hamamelis	*5 %*	*pommade*

en applications locales.

et de suppositoires de même composition :

aesculus cortex	*1 %*	
antimonium	*0,4 %*	
hamamelis	*0,5 %*	*suppositoires*

L'irritation de cette zone peut conduire à des *fissures*, et les traitements précédents ne sont pas toujours suffisants. Il faut d'abord éviter tout lavage au savon, qui ne fait qu'irriter davantage et empêche toute guérison. On lavera simplement à l'eau, en particulier après être allé à la selle :

calendula TM

cinquante gouttes dans un bain de siège d'eau tiède

antimonium	*0,1 %*	
arnica	*2,5 %*	
calendula	*1,7 %*	
echinacea	*1,7 %*	
silicea	*0,1 %*	*pommade*

en applications locales aussitôt après les bains de siège, après séchage.

En faisant ce traitement matin et soir, on cicatrise les fissures en quinze jours environ. Les saignements seront traités par :

antimonium	*D 6*	
marbre	*D 6*	*trit.*

une mesure tous les quarts d'heure si nécessaire.

COUPS ET BLESSURES

Il faut disposer chez soi, dans son armoire à pharmacie, d'un certain nombre de médicaments d'urgence qui serviront dans tous les cas de coups, blessures, brûlures, etc.

7. Coups, entorses, fractures

On évitera souvent la bosse ou l'enflure, ou on la réduira au minimum avec :

arnica *TM pommade*

appliquer le plus tôt possible à l'endroit de la douleur. Pour un coup sur le cuir chevelu, appliquer la pommade sur le front.

Donner également :

arnica *D 3 dil. ou granules*

une goutte par année d'âge (maximum dix gouttes) ou un granule jusqu'à cinq ans (deux au delà), à répéter tous les quarts d'heure au début, toutes les heures ensuite, et 3 fois par jour les jours suivants.

Lorsque l'entorse ou la fracture a été confirmée et traitée, on donne alors :

allium cepa *D 6*
arnica *D 6*
symphytum *D 6 dil.*

une goutte par année d'âge (maximum dix gouttes) six fois par jour (une semaine), trois fois par jour les semaines suivantes.

8. Plaies, blessures

Il faut nettoyer la plaie avec de l'eau bouillie additionnée de :

calendula *TM*

10 % de calendula pour 90 % d'eau

et faire tremper la partie blessée dans ce mélange. Pour un doigt ou une main, on peut faire tremper, mais pour une autre partie du corps on appliquera une compresse imbibée du mélange. L'eau doit être chaude (environ 40°), et la compresse retrempée souvent dans le mélange pour qu'elle reste chaude.

On appliquera ensuite :

antimonium	*0,1 %*	
arnica	*2,5 %*	
calendula	*1,7 %*	
echinacea	*1,7 %*	
silicea	*0,1 %*	*poudre, gel, pommade*

On dispose des trois formes, selon la facilité d'application.

Dans le cas où il manque un morceau de peau, on utilisera de préférence la pommade suivante :

antimonium	*0,05 %*	
balsamum peruvianum	*0,36 %*	
calendula	*3 %*	
mercurialis	*5 %*	
resina laricis	*0,18 %*	*pommade*

Le pansement doit être refait une à deux fois par jour. Dans les premiers jours, après avoir enlevé le pansement, on fait un bain au calendula ou une application de compresses chaudes pendant dix minutes, avant de refaire le pansement.

9. Coups, bleus (sans blessures)

arnica	*30 %*	
bellis perennis	*D 1*	
hirudo	*D 3*	
hypericum	*D 2*	
myrrha	*D 2*	
ruta graveolens	*D 2*	*gel*

appliquer 6 à 7 fois par jour.

(cette formule est due au Dr Gueguen).

10. Brûlure

On met la partie brûlée en contact avec de l'eau froide pendant environ 5 minutes.

Eviter tout corps gras. Préparer une solution de :

arnica	*5 %*	
urtica urens	*95 %*	*usage externe*

que l'on dilue au dixième dans de l'eau bouillie.

On y trempe ensuite des compresses que l'on applique sur la brûlure. Il faut deux épaisseurs de compresses (celles-ci restant elles-mêmes pliées). Puis on bande. Trois à quatre fois par jour environ, on enlève la bande, mais pas les compresses, que l'on humidifie à nouveau avec la solution. Les compresses ne doivent pas sécher. On laisse en place pendant 5 jours. Au bout de 5 jours, on enlève les compresses après les avoir mouillées encore une fois.

En général, la peau est déjà en grande partie reformée. Sur les parties brûlées où la peau ne l'est pas encore, on applique alors :

arnica	*0,25 %*	
urtica urens	*4,75 %*	*pommade*

application renouvelée deux fois par jour.

On évite en général l'infection avec cette méthode ainsi appliquée. On ne doit pas se laisser impressionner par l'odeur qui émane du pansement pendant cinq jours : elle provient des composants du traitement : arnica et urtica urens. Si l'on est tenté d'enlever les compresses avant les cinq jours, on court le risque d'enlever en même temps la nouvelle peau qui est en train de se former, et la cicatrisation sera beaucoup plus longue.

11. Piqûre d'insecte

calendula TM

imbiber une compresse d'eau chaude et appliquer localement.

apis *D 3* *dil. ou granules*

une goutte par année d'âge (maximum dix gouttes), ou un granule (deux à partir de cinq ans) tous les quarts d'heure au début, puis toutes les heures.

12. Morsure de serpent

Il est prudent d'hospitaliser. En attendant, on donne :

lachesis *D 12* *dil.*

une goutte par année d'âge (maximum dix gouttes) toutes les dix minutes.

13. CROISSANCE

On donnera pour la croissance des enfants le médicament suivant:

sels calcaires n° 1 ®
une mesure le matin

sels calcaires n° 2 ®
une mesure le soir

Ce médicament est donné dès l'âge de 4 mois, et on le donne tout l'hiver. Selon l'ensoleillement de la région, on commence au 15 septembre ou au 15 octobre, et on arrête fin avril ou fin mai (la première année de la vie, on le donne même l'été).

On le donnera ainsi tous les ans jusqu'à 14 ans, en faisant des pauses d'une semaine toutes les six semaines environ.

La croisance des os se poursuivant jusqu'à l'âge de 21 ans, on peut encore le donner entre 14 et 21 ans pendant un à deux mois, l'hiver.

L'enfant doit être surveillé pour que la croissance de la colonne vertébrale se fasse bien verticalement, surtout à partir de 11-12 ans. Une anomalie, vue à temps, peut être corrigée par :

bambusa	*D 6*	
disques vertébraux	*D 6*	
equisetum	*D 15*	
formica	*D 3*	
hypophysine	*D 6*	
stannum	*D 10*	
tabacum	*D 10*	*dil.*

dix gouttes trois fois par jour.

DENTS

Les douleurs liées aux poussées dentaires chez le jeune enfant sont traitées dans le chapitre "Soins aux enfants".

14. Mal aux dents

Le mal aux dents, avant l'intervention du dentiste, peut être soulagé par :

1. aconitum *D 6 dil.*

dix gouttes par année d'âge (maximum dix gouttes)

2. belladonna *D 6 dil. ou granules*

dix gouttes par année d'âge (maximum dix gouttes), ou un granule (deux à partir de cinq ans)

1 et 2 en alternant toutes les heures (chacun revient toutes les deux heures).

Dans certains cas où la gencive est très rouge, on prendra :

apis *D 4*
belladonna *D 6*
kalium bichromicum *D 10*
mercurius solubilis *D 15*
phytolacca *D 4 dil. ou granules*

une goutte par année d'âge (maximum dix gouttes) ou un granule (deux à partir de cinq ans) toutes les heures.

15. Extraction de dent

Après une extraction de dent, si les médicaments indiqués ne suffisent pas, on peut prendre :

achillea millefolium *D 6 dil.*

une goutte par année d'âge (maximum dix gouttes) toutes les heures.

16. Dents de sagesse

Les dents de sagesse sortent très lentement et sont douloureuses. On prendra :

cheïrantus *D 4 dil.*

dix gouttes quatre à cinq fois par jour.

DIGESTION

17. Brûlures d'estomac

On prendra :

belladonna	*D3*	
bismuthum subnitricum	*D5*	
chamomilla	*D3*	
stibine	*D3*	*trit.*

une mesure, à répéter toutes les demi-heures.

18. Mal au ventre

C'est une plainte très fréquente chez les enfants et on redoute toujours la crise d'appendicite vraie, mais la plupart du temps on pourra calmer les douleurs avec :

anagallis	*D 3*	
chamomilla	*D 3*	
kalium aceticum stibiatum	*D 6*	
malachite	*D 6*	*dil.*

une goutte par année d'âge (maximum dix gouttes), toutes les heures si nécessaire; si le mal au ventre revient régulièrement, donner le médicament trois fois par jour pendant un mois.

On pourra ajouter :

cuprum D 1 *pommade*

à appliquer autour du nombril.

19. Digestion difficile

digestodoron ®

une goutte par année d'âge (maximum dix gouttes), un quart d'heure avant chaque repas.

20. Crise de foie

Cette expression un peu vague désigne en général une digestion particulièrement difficile qui fait suite à un repas trop copieux ou tout simplement “qui n’est pas passé”. On prendra :

anagallis *D 3*
carduus marianus *D 3*
cichorium *D 6*
kalium carbonicum *D 6*
taraxacum *D 3 dil.*

une goutte par année d’âge (maximum dix gouttes) six fois par jour pendant environ trois jours.

S’il y a un mal de tête associé, ajouter :

arsenicum album *D 10*
belladonna *D 6*
bryonia *D 3*
gelsemium *D 4*
phosphorus *D 10 dil. ou granules*

une goutte par année d’âge (maximum dix gouttes) ou un granule (deux à partir de cinq ans) toutes les heures si nécessaire.

21. Insuffisance de sécrétion biliaire

choléodoron®

une goutte par année d’âge (maximum dix gouttes) dans une demi-tasse à café d’eau chaude, après les repas. (Tous les médicaments se prennent avant les repas; celui-ci fait exception).

Les calculs biliaires, lorsqu’ils ne déclenchent pas de crise et que l’on hésite à se faire opérer, peuvent être traités par ce médicament donné systématiquement après chaque repas pendant plusieurs années.

22. Faiblesse hépatique

fragaria vesca	*20 %*
vitis vinifera	*20 %*

un comprimé trois fois par jour avant chaque repas. Faire le traitement au moins six mois.

23. Constipation

tisane Clairo Wéléda ®

une tasse le soir (la tisane se prend plus ou moins forte selon le résultat). Ne pas continuer tous les jours un traitement par tisane; faire une cure d'une quinzaine de jours, après quoi on laisse la fonction se rétablir sans traitement.

24. Diarrhée

Soit :

carbo D 3 *trit.*

une mesure toutes les heures.

Soit :

carbo		*50 %*	
chamomilla	*D 1*	*4 %*	
stibine	*D 2*	*10 %*	*trit.*

une mesure toutes les heures.

On doit pouvoir guérir une diarrhée en quelques jours (environ quatre jours) avec ce traitement; on prendra encore le médicament un jour de plus, puis on arrêtera. Si la diarrhée n'est pas guérie en quatre jours, il faut consulter.

25. Intoxication alimentaire

C'est en général un aliment pas frais, une conserve douteuse, de la charcuterie, du poisson ou des coquillages, qui sont la cause de ce dérangement, qui associe mal au ventre, diarrhée, parfois vomissements. Si en plus il y a de la fièvre, en référer au médecin.

carbo		*50 %*	
chamomilla	*D 1*	*4 %*	
stibine	*D 2*	*10 %*	*trit.*

une mesure toutes les heures.

anagallis	*D 3*	
carduus marianus	*D 3*	
cichorium	*D 6*	
kalium carbonicum	*D 6*	
taraxacum	*D 3*	*dil.*

une goutte par année d'âge (maximum dix gouttes) environ six fois par jour.

On doit obtenir une guérison rapide en deux à trois jours.

26. Ballonnements, gaz

tisane digestive Wéléda®
une tasse après chaque repas.

27. Vers intestinaux

C'est un sujet fréquent de troubles chez les enfants, et il faut savoir y penser devant un enfant irritable, de mauvaise humeur, qui se gratte le nez, qui se plaint de mal au ventre revenant souvent.

Le diagnostic est évident lorsqu'on voit les vers, en général de petits vers blancs, dans les selles. On constate plus facilement ce phénomène les jours de pleine lune.

Les vermifuges n'ont pas toujours de résultats durables, et on donnera :

abrotanum *D 2*
cina *D 3 dil.*

une goutte par année d'âge (maximum dix gouttes) le matin.

cuprum sulfuricum *D 4*
muqueuse sinusale *D 4 dil.*

une goutte par année d'âge (maximum dix gouttes) le soir.

Continuer le traitement trois mois.

allium ursinum TM *suppositoires ou suppositoires enfant*

un suppositoire les trois jours précédant la nouvelle lune et la pleine lune.

ENFANTS

SOINS AUX ENFANTS DE LA NAISSANCE A UN AN

Les enfants de cet âge “ne doivent pas tomber malades”. Entendons par là que toute maladie à cet âge est grave, et que la consultation est urgente.

Les enfants seront vus en consultation tous les mois jusqu’à quatre mois, tous les deux mois ensuite.

28. Rougeurs aux fesses

On les soigne avec :

crème pour bébé au calendula (Wéléda) ®

29. Croûtes de lait

Applicatons locales de :

vaseline

laisser agir une nuit entière. Répéter l’opération les nuits suivantes si nécessaire.

30. Douleurs aux dents

Pour les cris et les douleurs des percées dentaires :

chamomilla *D 6 dil. ou granules*

un granule, ou une ou deux gouttes de dilution, que l’on peut répéter toutes les demi-heures si nécessaire.

31. Muguet

Le muguet est un enduit blanchâtre apparaissant sur la langue et dans la bouche. Appliquer :

apis	*D 3*	
belladonna	*D 3*	
eucalyptus	*D 3*	*poudre*

sur la langue trois à quatre fois par jour.

32. Rhume

Pour le simple rhume, c'est-à-dire le nez qui coule, on introduit du sérum physiologique, disponible sous diverses marques :

chlorure de sodium *(Faure®, Gilbert®, Primasoin®, Sauba®...)*
serophy® *(Monal)*
solution nasale *(Gifrer®)*

une goutte dans chaque narine, avant les tétées ou les biberons.

Préférer les doses toutes prêtes : un compte-gouttes qui a été introduit dans le nez et ensuite remis dans le flacon rend inutilisable tout le reste du flacon.

Un rhume indique en général que le nourrisson a pris froid. Il faut chauffer la maison à 20°, surchauffer la pièce ou l'on déshabille le bébé, et lui mettre un bonnet, des chaussons et des moufles, même à l'intérieur.

33. Croissance

sels calcaires Wéléda®

n°1 : une mesure le matin

n° 2 : une mesure le soir

à partir de l'âge de quatre mois.

En général, on interrompt pendant l'été, mais on donnera quand même les sels calcaires le premier été.

> On se contentera de soigner soi-même ce que nous venons d'indiquer ici. Dans tous les autres cas, en particulier fièvre, diarrhée, vomissements, il faut consulter.

MALADIES INFANTILES

34. Rougeole, rubéole

Le traitement de base est :

infludo®

que l'on donne comme pour la grippe : toutes les heures au début, ensuite moins souvent, et finalement trois fois par jour les trois derniers jours. (Voir plus loin à "Varicelle").

35. Roséole infantile

En général aucun traitement. S'il était nécessaire, ***infludo*** (voir plus loin à "Varicelle").

36. Oreillons

Cette maladie touche les glandes parotides, provoquant un gonflement du cou d'un côté ou des deux. Elle peut aussi se propager à d'autres organes, ce qui fait sa gravité.

Il faut recommander le repos allongé, et supprimer toute activité. Les enfants qui bougent, qui se lèvent, qui ne parviennent pas à rester tranquilles, font une maladie qui traîne et qui rechute; la maladie en ce cas peut durer six semaines, deux mois ou plus, et gagner d'autres parties du corps.

Le traitement est le suivant :

1. mercurius vivus *D 8 dil.*

une goutte par année d'âge (maximum dix gouttes)

2. baryta citrica *D 3 trit.*

une mesure

donner 1 et 2 en alternant toutes les heures (chacun revient toutes les deux heures).

On ajoute localement :

angelica *10 % pommade*

en applications sur le cou, du côté enflé, trois fois par jour, que l'on recouvre avec une écharpe de laine.

37. Varicelle

La varicelle simple n'est pas accompagnée de fièvre. Il faut recourir au médecin en cas de fièvre.

Le traitement de base est :

infludo®

une goutte par année d'âge (maximum huit gouttes) toutes les heures, puis, vers la fin de l'éruption, on réduit jusqu'à trois fois par jour (trois jours).

Infludo est également disponible en granules, qui n'ont pas l'appellation "infludo", mais dont la formule est la suivante :

aconitum	*D 3*	
bryonia	*D 2*	
eucalyptus	*D 2*	
eupatorium	*D 2*	
ferrum phosphoricum	*D 6*	
sabadilla	*D 3*	*granules*

un granule jusqu'à trois ans, deux granules de trois à dix ans, trois granules au delà de dix ans.

La difficulté de la varicelle tient aux démangeaisons qui poussent le jeune malade à se gratter. Il faut absolument éviter cela, car gratter les boutons de la varicelle a pour conséquence qu'ils guériront en laissant des cicatrices visibles et indélébiles à vie. Un bouton de varicelle non gratté, même s'il est très gros, guérit sans laisser de cicatrice. On peut en ce cas soulager le malade, en appliquant sur les plus gros boutons :

calendula TM dilué au dixième dans de l'eau tiède

pendant deux à trois minutes, trois à quatre fois par jour.

38. Scarlatine

La scarlatine se caractérise par une coloration rouge écarlate de la peau, une fièvre à 40° les premiers jours, et une forte angine au début. Il est prudent de recourir au médecin qui surveillera l'évolution de la maladie. Le traitement combine :

***infludo*®** comme dans la rougeole

apis *D 3*
belladonna *D 3*
eucalyptus *D 3 poudre*

cinnabaris *D 20*
comme dans l'angine sévère (se reporter à "Mal de gorge")

et le traitement de la fièvre (se reporter à "Fièvre").

Enfin on donnera dès le début des bains tous les jours, pendant dix à quinze minutes, additionnés de :

cassitérite *D 4 trit.*

une cuillerée à café dans le bain.

39.Coqueluche

La coqueluche se caractérise par une toux quinteuse qui dure longtemps. On donnera :

***1. pertudoron*®**
2. cuprum aceticum *D 3 dil.*

une goutte par année d'âge (maximum cinq gouttes).

1 et 2 sont donnés en alternance toutes les deux heures (chacun revient toutes les quatre heures).

Respecter les doses et la fréquence indiquées.

Dans les douze mois qui suivent une coqueluche, la toux a tendance à revenir à l'occasion d'un rhume, d'une grippe, etc., et il faut recommencer le traitement de la toux.

FATIGUE

40. Fatigue

Il y a beaucoup de causes de la fatigue, et l'on peut se guérir soi-même dans les cas simples en suivant les indications suivantes :

hippophan® *sirop*

quatre cuillerées à soupe dans un verre d'eau le matin et à midi.

Ce produit, très riche en vitamine C naturelle, est très efficace.

Certains enfants n'aiment pas le goût trop prononcé de l'argousier, et on peut le remplacer par le ***sirop d'argousier,*** moins concentré en produit, et plus sucré. Les personnes qui veulent éviter le sucre prendront le ***jus d'argousier*** (non sucré).

Un autre remède contre la fatigue est le suivant :

ferrum	*D 6*	
hypericum	*D 3*	
levico	*D 3*	
prunus spinosa	*D 3*	*dil.*

dix gouttes trois fois par jour (ne pas donner aux enfants) environ un mois.

Dans le cas où cette fatigue vient d'un surmenage, on prendra des bains dans lesquels on ajoutera :

arnica TM	*30 %*	
prunus spinosa TM	*40 %*	*dil.*

environ 50 gouttes dans un bain, que l'on prend de préférence le soir, environ un quart d'heure.

41. Convalescence

Dans les suites de grippe ou de maladies avec fièvre, on prendra :

ferrum sidereum	*D 10*	
pancréine	*D 3*	*trit.*

une mesure trois fois par jour, environ trois semaines, et l'on ajoutera ***hippophan***®, comme il est indiqué plus haut (à "Fatigue").

MALADIES DE LA FEMME

42. Règles irrégulières ou douloureuses

achillea	*4 %*	
majorana herba, fructus	*6 %*	
quercus	*5 %*	
thlaspi bursa pastoris	*3 %*	
urtica dioïca	*2 %*	*dil.*

dix gouttes trois fois par jour.

arrêter pendant les règles (si les règles durent plus de six jours, reprendre le médicament le septième jour).

Ce traitement doit être pris régulièrement pendant plusieurs mois, parfois plusieurs années.

43. Règles insuffisantes

On prendra le médicament précédent, et on ajoutera :

mentha piperita, folium	*30 %*	
majorana	*40 %*	
ruta graveolens	*30 %*	*tisane*

une tasse le soir après le repas; arrêter pendant les règles.

44. Règles trop abondantes

corallium rubrum *D 3* *trit.*

une mesure trois fois par jour (prendre le traitement au moins six mois).

45. Règles hémorragiques

antimonium *D 6*
marbre *D 6 trit.*

une mesure toutes les heures.

Eventuellement, si c'est insuffisant :

antimonium *D 6*
marbre *D 6 ampoules*

en injections sous-cutanées dans la région du petit bassin; répéter l'injection toutes les heures jusqu'à arrêt de l'hémorragie.

46. Irritations, inflammations, pertes blanches

Bains de siège à l'eau chaude additionnée de :

melissa
majorana *aa tisane*

une tasse dans le bain.

Ensuite mettre un ovule de :

melissa *5 %*
majorana *5 % ovules*

Faire le traitement une fois par jour pendant environ huit jours.
La composition est disponible aussi en pommade que l'on applique localement.

47. Puberté tardive

L'âge normal de la puberté est de quatorze ans. Beaucoup de jeunes filles d'aujourd'hui sont réglées avant cet âge, mais il n'y a pas lieu de considérer comme anormal que les règles attendent l'âge de quatorze ans pour apparaître.

Au delà de quatorze ans, si les règles n'apparaissent toujours pas mais qu'un mal au ventre commence à s'installer, on favorisera l'apparition des premières règles en donnant :

mucilago levistici	*D 6*	
ovarinum	*D 3*	*dil.*

dix gouttes trois fois par jour.

Quand les premières règles sont apparues, on donne encore ce traitement jusqu'à l'apparition des deuxièmes règles, puis on arrête. On donne alors :

achillea	*4 %*	
majorana herba, fructus	*6 %*	
quercus	*5 %*	
thlaspi bursa pastoris	*3 %*	
urtica dioïca	*2 %*	*dil.*

dix gouttes trois fois par jour.
Arrêter pendant les règles. Continuer pendant un an.

48. Grossesse

On prendra dès le début de la grossesse et jusqu'à l'accouchement :

ferrum pomatum *D 1* *dil.*

dix gouttes trois fois par jour.

sels calcaires n° 1® une mesure le matin

sels calcaires n° 2® une mesure le soir

On préviendra les vergetures en appliquant sur la poitrine ou sur le ventre :

silicea *1 %* *oleum (huile)*
ou ***silicea*** *D 1* *pommade*

On préviendra l'état veineux des jambes en appliquant :

cuprum *D 1* *pommade*

sur les jambes, en remontant depuis la cheville jusqu'au genou, le soir au coucher, tous les jours ou tous les deux jours.

49. Accouchement

Avant la naissance :

actaea racemosa	*D 4*	
arnica	*D 6*	
caulophyllum	*D 4*	
gelsemium	*D 6*	
pulsatilla	*D 4*	*dil.*

dix gouttes trois fois par jour dans les jours qui précèdent.

Le jour venu : dix gouttes toutes les heures, puis tous les quarts d'heure.

Après la naissance et avant la délivrance, on peut prendre encore une à deux fois le même traitement.

50. Allaitement

Si la mère souhaite allaiter son bébé, elle doit renoncer à la tentation de donner un “petit complément” par biberon. Tout se joue les deux ou trois premiers jours. Si le bébé prend l'habitude de la tétine, il ne prendra pas assez vigoureusement le sein, et la montée de lait ne se produira pas. Pour favoriser les montées de lait :

carum carvi	*D 2*	
foeniculum	*D 2*	
pimpinella asinum	*D 2*	
urtica dioïca ferro culta	*1 %*	*dil.*

dix gouttes trois fois par jour.

carum carvi	
foeniculum	
pimpinella asinum	
urtica dioïca	*tisane*

une tasse trois à quatre fois par jour.

Localement, on applique sur le sein (mais pas sur la pointe) :

arnica flos	*2,1 %*	
betula alba folium	*2,7 %*	
calendula	*0,6 %*	
oleum aethereum carvi	*10 %*	
oleum aethereum lavandulae	*2,4 %*	
oleum aethereum rosmarini	*1,6 %*	*oleum (huile)*

deux à trois fois par jour (après les tétées).

51. Ménopause

La ménopause n'est pas une maladie, mais une évolution physiologique saine, qui ne nécessite pas de traitement particulier.

Dans la période précédant l'arrêt définitif des règles, marquée par une grande irrégularité, on utilisera le médicament indiqué pour les règles irrégulières ou douloureuses.

On utilisera également les médicaments indiqués pour les règles hémorragiques si c'est le cas.

On atténuera les bouffées de chaleur avec :

belladonna *D 6*
lachesis *D 12 dil.*

dix gouttes trois fois par jour.

FIEVRE. GRIPPE

52. Fièvre

Une fièvre est en elle-même un signe que le corps réagit bien et, à condition que cette fièvre reste modérée (jusqu'à 39°), on ne cherchera pas à la "faire baisser".

Pour toute fièvre accompagnant les inflammations de la partie supérieure du corps (tête, poitrine), on ajoutera au traitement spécifique indiqué :

infludo®

une goutte par année d'âge (maximum huit gouttes) trois fois par jour, ou six fois par jour, ou toutes les heures, selon l'importance de la fièvre.

Tout traitement commencé avec infludo doit être poursuivi au moins cinq jours, même si tous les signes ont disparu.

Infludo est également disponible en granules qui n'ont pas l'appellation infludo, mais dont la formule est la suivante :

aconitum	*D 3*	
bryonia	*D 2*	
eucalyptus	*D 2*	
eupatorium	*D 2*	
ferrum phosphoricum	*D 6*	
sabadilla	*D 3*	*granules*

un granule jusqu'à trois ans, deux granules de trois à dix ans, trois granules au delà de dix ans.

Infludo® a pour effet de "faire descendre" la maladie dans la partie inférieure du corps, et l'on ne s'étonnera pas que ce médicament provoque des diarrhées, signe que l'organisme élimine par le bas ce qui provoquait l'inflammation du haut.

Pour cette raison, on ne donnera pas infludo pour une fièvre accompagnant des troubles de la moitié inférieure du corps (estomac, intestins, reins, vessie, etc.).

Suite de "Fièvre"...

Pour toute fièvre chez les enfants, en particulier au delà de 39°, on donnera :

argentum	*D 19*	
belladonna	*D 3*	
chamomilla	*D 2*	
echinacea	*TM*	
papaver somniferum	*D 3*	*suppositoires, ou suppositoires enfants*

en général un suppositoire trois fois par jour, et éventuellement trois autres suppositoires pendant la nuit.

Pour une fièvre sévère proche de 40°, il faut consulter, et on peut être amené à faire des injections sous-cutanées de

ferrum phosphoricum *D 8 ampoules*

Prendre la température matin et soir et, si elle est supérieure à 39,5°, faire l'injection sous-cutanée entre les épaules.

Pour une fièvre sévère, on ajoutera également :

hyosciamus	*0,1 %*	
onopordon	*2,5 %*	
primula	*2,5 %*	*dil.*

une goutte par année d'âge (maximum dix gouttes) trois fois par jour.

On a souvent affaire à une fièvre isolée chez l'enfant, sans qu'aucun autre signe n'indique où se situe la maladie. Dans la plupart des cas, on pourra donner comme traitement :

infludo®

une goutte par année d'âge (maximum huit gouttes), quatre à cinq fois par jour (maximum cinq jours)

et

argentum nitricum	*D 21*	
belladonna	*D 15*	
silicea	*D 22*	*dil. ou granules*

une goutte par année d'âge (maximum dix gouttes), ou deux granules (un granule jusqu'à cinq ans), trois fois par jour (également cinq jours).

ce qui permet de guérir la plupart des fièvres bénignes avec atteinte de la partie supérieure (tête, cou, poitrine).

Si on n'a pas de résultat dans les trois jours, il faut alors faire examiner l'enfant.

53. Grippe

Il y a en général dans la grippe une fièvre, des courbatures, et très souvent un rhume ou un mal à la gorge associé.

On appelle parfois "grippe intestinale" une manifestation donnant mal au ventre et diarrhée : le traitement indiqué ici pour la grippe ne convient pas du tout à la "grippe intestinale".

Le traitement de base de la grippe est :

infludo®

une goutte par année d'âge (maximum huit gouttes)

dans les cas bénins quatre à cinq fois par jour pendant cinq jours, dans les fortes grippes toutes les heures.

Au bout de quelques jours les symptômes diminuent, et on diminue le traitement jusqu'à trois fois par jour pendant trois jours.

Un traitement avec infludo doit toujours être poursuivi au moins cinq jours : autrement, on risque une rechute.

Infludo est également disponible en granules : voir paragraphe précédent.

Les autres symptômes accompagnant la grippe sont traités avec les médicaments correspondants (voir "Rhume", "Mal à la gorge", etc.)

Le mal à la tête accompagnant la grippe sera traité avec :

arsenicum album	*D 10*	
belladonna	*D 6*	
bryonia	*D 3*	
gelsemium	*D 4*	
phosphorus	*D 10*	*dil. ou granules*

une goutte par année d'âge (maximum dix gouttes) ou un granule (deux à partir de cinq ans) toutes les heures si nécessaire.

Un traitement préventif peut être donné, que l'on prendra tous les deux mois (de septembre à avril), et en cas d'épidémie :

gelsemium	*D 3*	
infludo®		
vivianite	*D 6*	*dil.*

une goutte par année d'âge (maximum dix gouttes) matin et soir pendant huit jours.

54. INSOMNIE

Pour les jeunes enfants, on donnera :

chamomilla D 4 *dil.*

quatre à cinq gouttes le soir au coucher.

ou ***chamomilla D 3*** *granules*

deux granules le soir au coucher.

Les adultes prendront :

tisane sédative Wéléda®

une tasse le soir.

Pour se délivrer de l'usage d'un somnifère auquel on s'est habitué et sans lequel on ne peut plus dormir, on diminuera peu à peu les doses de ce somnifère, en prenant en plus :

avena sativa	*D 1*
coffea tosta	*D 60*
humulus lupulus	*D 2*
passiflora	*D 1*
valeriana	*D 1 dil.*

trente gouttes le soir au coucher.

Lorsqu'on s'est déshabitué du somnifère, on peut alors diminuer aussi les gouttes, qui ne donnent pas d'accoutumance.

NEZ. GORGE. OREILLES

55. Rhume

On utilisera :

berberis	*D 6*	
phosphorus	*D 6*	
sambucus	*D 3*	
teucrium	*D 4*	*granules ou dilution*

un granule (deux à partir de cinq ans) trois fois par jour pendant environ quinze jours.

ou une goutte de dilution par année d'âge (maximum dix gouttes) dans une cuillerée à café d'eau, trois fois par jour, pendant environ quinze jours.

Il faut apprendre aux enfants à se moucher, c'est-à-dire à faire sortir les sécrétions du nez vers l'extérieur, et non vers l'intérieur en reniflant, ce qui retarde la guérison du rhume.

Lorsque les sécrétions du nez sont épaisses, et que le nez a tendance à se boucher, on utilise alors la préparation suivante :

calendula	*0,5 %*
camphora	*0,005 %*
chamomilla	*1 %*
cinnabaris *D 5*	*10 %*
oleum aethereum eucalypti	*0,15 %*
oleum aethereum menthae	*0,15 %*
oleum aethereum thymi	*0,005 oleum (huile)*

deux gouttes dans chaque narine, environ quatre à cinq fois par jour.

Ces deux médicaments suffisent en général pour un rhume simple (ou rhinite). Lorsque l'inflammation gagne l'arrière du nez et la partie supérieure de la gorge (rhino-pharyngite), on peut être amené à donner en plus :

cinnabaris *D 20 trit.*

une mesure trois fois par jour (environ quinze jours).

56. Sinusite

La sinusite est plus fréquente qu'on ne le croit, et est toujours plus ou moins présente lors d'un rhume qui se prolonge. On prendra :

argentum	*D 20*	
berberis	*D 3*	
silicea	*D 12*	*dil. ou granules*

une goutte par année d'âge (maximum dix gouttes), ou un granule (deux à partir de cinq ans) trois fois par jour pendant deux mois.

et on appliquera la pommade suivante au dessus des sourcils, le long des ailes du nez et sous les yeux :

berberis	*5 %*	
prunus spinosa	*5 %*	*pommade*

trois fois par jour pendant environ trois semaines

Le mal à la tête qui accompagne la sinusite sera traité par :

arsenicum album	*D 10*	
belladonna	*D 6*	
bryonia	*D 3*	
gelsemium	*D 4*	
phosphorus	*D 10*	*dil. ou granules*

une goutte par année d'âge (maximum dix gouttes), ou un granule (deux granules à partir de cinq ans) toutes les heures si c'est nécessaire. Ce traitement doit être arrêté dès que cesse le mal de tête.

57. Eternuements. Rhume des foins

Les éternuements répétés, ceux qui se manifestent par exemple le matin au réveil, sont le signe d'un état allergique. On utilisera :

gencydo® en dilution dans du sérum physiologique

une pulvérisation le matin dans chaque narine.

Il faut préparer un mélange de 10 % de gencydo et de 90 % de sérum physiologique, que l'on introduira dans un ancien flacon de parfum avec poire, ou dans un simple flacon de plastique avec une ouverture étroite permettant ainsi une pulvérisation ou une nébulisation. Dans certains cas, la proportion d'un dixième de gencydo est encore trop forte et n'est pas supportable. On commencera alors par des dilutions plus faibles : un vingtième, un quarantième, etc., puis on augmentera peu à peu les dilutions. Cette méthode, lorsqu'on peut l'appliquer, est très efficace, mais n'est pas très commode à utiliser.

On peut aussi utiliser la pommade suivante, qui se présente dans un tube avec un embout effilé permettant d'en déposer un peu à l'intérieur de chaque narine :

citrus	*19 %*	
cydonia	*1 %*	*pommade*

à répéter tous les matins.

Le rhume des foins se traite aussi de cette manière, mais nécessite en plus d'autres traitements, qui relèvent du médecin.

58. Saignement de nez

Le saignement de nez passe en général facilement en faisant allonger le patient par terre, et en appliquant un tissu mouillé froid sous la nuque. Donner également :

antimonium	*D 6*	
marbre	*D 6*	*trit.*

une mesure, que l'on peut répéter à dix minutes d'intervalle.

59. Mal à la gorge

Il faut apprécier la gravité du mal à la gorge, qui peut aller d'une simple irritation à une angine sévère.

Les cas simples se traitent avec :

cinnabaris *D 20* *trit.*

une mesure trois fois par jour (environ une semaine).

En faisant ouvrir la bouche, on aperçoit le fond de la gorge qui est rouge, irrité. On donne alors :

apis	*D 4*	
belladonna	*D 6*	
kalium bichromicum	*D 10*	
mercurius solubilis	*D 15*	
phytolacca	*D 4*	*dil. ou granules*

une goutte par année d'âge (maximum 10 gouttes), ou un granule (à partir de cinq ans, deux granules) trois fois par jour (environ sept jours).

Si l'on a d'emblée un mal à la gorge très irritant, et un enfant qui se plaint beaucoup de la gorge, on utilisera toutes les heures, en alternant :

1. ***apis*** *D 3*
   belladonna *D 3*
   eucalyptus *D 3* *poudre*

   il faut faire en sorte que cette poudre soit projetée au fond de la gorge, et ne soit pas avalée tout de suite.

2. ***cinnabaris*** *D 20* *trit. poudre*

   On donne une mesure de 1 et 2 en alternant toutes les heures (chacun revient donc toutes les deux heures).

On guérit ainsi rapidement en trois à quatre jours un mal à la gorge sévère. On continue alors le traitement en donnant seulement ***cinnabaris***, trois fois par jour pendant environ dix jours.

Si l'on n'a pas obtenu de résultat en trois à quatre jours, il faut consulter.

Lorsque la gorge n'est pas seulement rouge, mais que l'on voit apparaître des points blancs, on donne le même traitement toutes les heures, en remplaçant cette fois cinnabaris par :

mercurius cyanatus *D 4* *dil.*

une goutte par année d'âge (maximum dix gouttes)

ou ***mercurius cyanatus*** *D 6* *granules*

un granule (deux granules à partir de cinq ans).

On ne donnera jamais ce traitement plus de trois jours sans avis médical.

Et, si l'on a obtenu la guérison en trois jours, on continue le traitement les dix jours suivants avec :

cinnabaris *D 20* *trit.*

une mesure trois fois par jour.

Ne pas donner mercurius cyanatus au delà de trois jours.

60. Toux

On laissera l'enfant tousser au moins trois jours, car cette toux a son utilité, et a fortiori si elle ramène quelque chose, venant soit de l'arrière-nez, soit de la gorge, ou des bronches.

Au delà de ce temps, on donnera :

élixir contre la toux Wéléda®

une cuillerée à café (une cuillerée à soupe à partir de cinq ans) quatre à cinq fois par jour.

Si ce traitement est inefficace et que la toux se prolonge, on donnera :

angelica *D 3*
argentum nitricum *D 15*
hyosciamus *D 4*
pyrite *D 8*
salvia officinalis *D 2 dil.*

une goutte par année d'âge (maximum dix gouttes) trois à six fois par jour.

Pour une toux quinteuse, très fréquente ou très irritante, on donnera :

1. ***pertudoron®***
2. ***cuprum aceticum*** *D 3 dil.*

une goutte par année d'âge jusqu'à cinq ans (au delà, ne pas dépasser cinq gouttes).

1 et 2 en alternant toutes les deux heures (ce qui veut dire que chaque médicament revient toutes les quatre heures). Ne pas augmenter les doses ni la fréquence.

Au delà d'une semaine environ il faut consulter, car une toux qui se prolonge peut être le signe de beaucoup d'autres affections.

61. Laryngite

cinnabaris *D 20*
pyrite de fer *D 2 trit.*

une mesure trois fois par jour (dix jours).

62. Laryngite striduleuse

La laryngite striduleuse est une affection grave et urgente, mais paradoxalement il faut apprendre à la soigner soi-même, et ne pas perdre de temps si le médecin appelé tarde à venir. En général, on appellera le médecin la première fois, et les fois suivantes, averti des signes, on fera le diagnostic soi-même et on donnera aussitôt le traitement.

C'est une crise aiguë survenant chez les jeunes enfants, au début ou au milieu de la nuit. L'enfant s'asseoit, ne veut pas rester couché (il ne faut surtout pas le coucher en effet), a du mal à respirer et fait entendre un bruit rauque (ce bruit de corne, ou de phoque, n'a rien à voir avec le sifflement de l'asthme).

L'une des causes est que l'air inspiré est trop sec, ce qui se voit l'hiver quand il gèle -toute l'humidité de l'air ayant disparu- et dans beaucoup de maisons ou d'appartements chauffés au chauffage central. L'usage de saturateurs posés sur les radiateurs est en général insuffisant.

La première chose à faire est d'humidifier la pièce. Il existe des humidificateurs d'air, mais une méthode simple et rapide consiste à faire bouillir environ un à deux litres d'eau dans une cocotte-minute fermée. Lorsque l'eau bout, on emporte la cocotte-minute dans la chambre de l'enfant, on ferme la porte, et on fait sortir toute la vapeur qui se répand dans la pièce. Les fois suivantes, on veillera à prévenir la crise en humidifiant d'avance la chambre d'enfant.

On donne ensuite :

apis *D 3 dil.*

une goutte par année d'âge (maximum dix gouttes).

bryonia *D 3 dil.*

une goutte par année d'âge (maximum dix gouttes).

Apis et bryonia peuvent se donner en gouttes, mélangés à une cuillerée à café d'eau. On peut aussi utiliser les granules, mais ici les granules sont moins indiqués : le liquide passe mieux et a une action immédiate.

cinnabaris *D 20*
pyrite de fer *D 2 trit.*

une mesure.

et on applique sur la gorge et sur le cou :

spongia tosta *1 % pommade*

En général le résultat est immédiat. Si l'on n'a pas de résultat, on recommence dix minutes plus tard.

Il suffit alors de maintenir l'humidité de la pièce, et l'enfant retrouvera le sommeil.

On donnera ensuite :

cinnabaris	*D 20*	
pyrite de fer	*D 2*	*trit.*

une mesure trois fois par jour pendant sept jours.

Lorsqu'on a un enfant sujet à faire des crises de laryngite aiguë (que l'on appelle aussi faux-croup), on doit avoir en permanence à disposition les médicaments indiqués, rangés à leur place, et humidifier la pièce préventivement.

Ces crises cessent en général après l'âge de six-sept ans.

63. Otite

L'otite aiguë de l'enfant se déclare souvent à la tombée de la nuit, empêchant le sommeil, et se traduit par des cris de douleur. On apprendra vite à la reconnaître et à donner le traitement qui calme cette douleur et permet au sommeil de revenir. Il est préférable de faire examiner l'enfant le lendemain, et confirmer ou compléter le diagnostic.

La crise aiguë d'otite se traite par le médicament suivant :

argentum nitricum	*D 21*	
belladonna	*D 15*	
silicea	*D 22*	*dil. ou granules*

un granule (deux granules à partir de cinq ans), ou une goutte de dilution par année d'âge (maximum dix gouttes) tous les quarts d'heure.

On donne également le traitement local suivant :

silicea *1 % oleum*

deux gouttes dans chaque oreille.

En général on obtient la disparition des cris et des douleurs en moins d'une heure.

En certains cas, on doit recourir à une injection sous-cutanée que l'on pratique entre les épaules :

argentum nitricum	*D 21*	
belladonna	*D 15*	
silicea	*D 22*	*ampoules*

une ampoule d'un millilitre.

Il ne suffit pas de calmer la crise aiguë; il faut donner un traitement de dix jours :

argentum nitricum	*D 21*	
belladonna	*D 15*	
silicea	*D 22*	*dil. ou granules*

un granule (deux granules à partir de cinq ans), ou une goutte de dilution par année d'âge trois fois par jour pendant dix jours.

levisticum *D 3* *dil. ou granules*

un granule (deux granules à partir de cinq ans), ou une goutte de dilution par année d'âge trois fois par jour pendant dix jours.

apis *D 3* *dil. ou granules*

un granule (deux granules à partir de cinq ans), ou une goutte de dilution par année d'âge trois fois par jour pendant quatre jours.

silicea *1 %* *oleum*

deux gouttes dans chaque oreille, trois fois par jour pendant dix jours.

S'assurer que l'oreille ne coule pas : si elle coule, on n'y met rien.

L'usage du coton dans l'oreille doit être soumis à la règle suivante : on ne laisse pas un même coton dans l'oreille plus de huit heures.

Si l'on a soigné l'otite de l'enfant de cette manière, on s'assurera en montrant l'enfant au médecin après dix jours que l'otite est guérie, et que ne s'installe pas un état d'otite chronique qui passerait inaperçu et constituerait une menace pour l'audition.

64. Aphtes

Les aphtes sont très douloureux, et on peut les guérir en quelques jours avec :

apis	*D 3*	
belladonna	*D 3*	
eucalyptus	*D 3*	*poudre*

appliquer cette poudre directement sur les aphtes, cinq à six fois par jour.

Si les aphtes reviennent souvent, c'est en général qu'il y a un défaut dans l'alimentation; il faut introduire une plus grande variété.

65. Bourdonnements d'oreilles

Les bourdonnements ou sifflements d'oreilles sont en général difficiles à guérir. On pourra prendre :

aurum	*D 20*	
betula	*D 2*	
plumbum mellitum	*D 20*	*dil.*

dix gouttes trois fois par jour.

Poursuivre le traitement au moins un mois.

PEAU

66. Abcès

Un abcès se forme, évolue, mûrit, puis s'ouvre à la peau en libérant du pus.

Pendant la période de mûrissement de l'abcès, celle où apparaît la douleur, on donnera :

1.
apis	*D 2*	
belladonna	*D 2*	*dil. ou granules*

une goutte par année d'âge (maximum dix gouttes) ou un granule (deux granules à partir de cinq ans).

2.
carbo	*D 1*	
sulfur	*D 2*	*trit.*

une mesure

1 et 2 en alternant toutes les heures (chacun revient toutes les deux heures).

On donnera également :

argentum nitricum	*D 20*	
kalium bichromicum	*D 6*	
myristica sebifera	*D 4*	*dil.*

une goutte par année d'âge (maximum dix gouttes) six fois par jour.

Localement, on fera des bains, ou on appliquera des compresses de :

calendula TM dilué au dixième dans de l'eau chaude.

Lorsque l'abcès se perce, on laisse couler le pus sans appuyer sur les bords, et on continue d'appliquer des bains ou des compresses (calendula TM dilué au dixième dans de l'eau bouillie chaude). Tant que la cicatrisation n'est pas faite, on fait un pansement avec :

antimonium	*0,1 %*	
arnica	*2,5 %*	
calendula	*1,7 %*	
echinacea	*1,7 %*	
silicea	*0,1 %*	*poudre*

Ne pas traiter soi-même un volumineux abcès.

Ne pas traiter soi-même un abcès ou un bouton siégeant à la face, sur la lèvre supérieure, les joues ou au dessus.

67. Panaris

Le panaris est un abcès du doigt, et se traite comme tel.

68. Anthrax

L'anthrax est un abcès qui va s'ouvrir en plusieurs endroits.

69. Furoncle

Le furoncle est un abcès développé autour d'un poil, et se traite comme l'abcès.

S'il y a une poussée de furonculose, c'est-à-dire des furoncles en grand nombre, il faut consulter.

70. Impétigo

C'est une maladie de peau de l'enfant, en général très contagieuse.
Localement, on fait des compresses avec :

> ***calendula TM***
>
> dilué au dixième dans de l'eau bouillie chaude
>
> trois ou quatre fois par jour, dix minutes.

et on donne :

1. | ***apis*** *D 2*
| ***belladonna*** *D 2 dil. ou granules*

> une goutte par année d'âge (maximum dix gouttes), ou un granule (deux granules à partir de cinq ans)

2. | ***carbo*** *D 1*
| ***sulfur*** *D 2 trit.*

> une mesure
>
> 1 et 2 en alternant toutes les heures (chacun revient toutes les deux heures).

On doit obtenir une guérison en une quinzaine de jours.

71. Mycose de la peau

C'est une atteinte de la peau avec présence d'un champignon microscopique.
Localement, on fait des bains ou des compresses avec :

calendula *TM* dilué au dixième dans de l'eau chaude
dix minutes matin et soir.

Après le bain, on applique :

le matin :

antimonium *0,1 %*
arnica *2,5 %*
calendula *1,7 %*
echinacea *1,7 %*
silicea *0,1 %* *poudre*

le soir :

cuprum *D 1*
tabacum *D 1* *pommade*

et l'on donne :

agaricus muscarius *D 10* *dil.*
une goutte par année d'âge (maximum dix gouttes), trois fois par jour.

La guérison peut demander jusqu'à deux mois.

72. Pied d'athlète

C'est une mycose siégeant entre les doigts de pied.
Appliquer le traitement indiqué pour “Mycose de la peau”, et porter des chaussures aérant le pied.

73. Verrue

On applique :

antimonium *D 1*
bismuthum *D 1* *pommade*
matin et soir, sans oublier un seul jour.

Les verrues les plus grosses disparaissent en deux à trois mois, les petites en quelques jours.

74. Engelures

Bains ou compresses chaudes avec la solution :

arnica	*5 %*	
urtica urens	*95 %*	*usage externe*

diluée au dixième dans de l'eau bouillie chaude.

Dix minutes trois à quatre fois par jour.

Appliquer ensuite :

abrotanum	*1 %*	
antimonium	*0,1 %*	
arnica	*1 %*	
balsamum toluiferum	*0,4 %*	
oleum aethereum rosmarini	*1 %*	
petroleum	*5 %*	*pommade*

75. Acné juvénile

Localement, appliquer des compresses de :

calendula TM dilué au dixième dans de l'eau chaude.

et la pommade :

antimonium	*0,4 %*	
calendula	*10 %*	*pommade*

matin et soir.

On donnera également :

belladonna	*D 5*	
silicea	*D 12*	*trit.*

une mesure trois fois par jour.

76. Zona

Le zona est une inflammation des conduits nerveux, qui sort à la peau en donnant des rougeurs et des vésicules très douloureuses. Les douleurs peuvent persister un an, parfois plusieurs années après la guérison du zona lui-même.

Au moment de l'éruption à la peau, appliquer :

arnica	*5 %*	
urtica urens	*95 %*	*usage externe*

à diluer au dixième dans l'eau tiède.

Six à sept fois par jour.

Pour soulager les douleurs :

apis	*D 2*	
bryonia	*D 3*	
rhus toxicodendron	*D 4*	*dil.*

dix gouttes toutes les heures.

ou encore :

bryonia	*D 4*	
formica	*D 3*	
rhus toxicodendron	*D 4*	*dil.*

dix gouttes toutes les heures.

POUMONS

77. Trachéite, bronchite

Il s'agit ici de maladies que l'on ne peut entreprendre de soigner soi-même qu'avec une certaine prudence. Dans la mesure où il s'agit d'un enfant qui fait des épisodes de bronchites que l'on sait facilement reconnaître et pour lesquels on a déjà pris un avis médical, on peut alors soigner ces épisodes qui sont "toujours les mêmes" avec un traitement que l'on connaît. Le traitement de base est le suivant :

pyrite de fer *D 2 trit.*

une mesure trois fois par jour (environ quinze jours).

S'il y a des crachats, en particulier vers la fin de l'épisode, on aidera l'expectoration avec :

ipeca	*D 4*	
plantago	*D 1*	
senega	*D 3*	*dil.*

une goutte par année d'âge (maximum dix gouttes), trois fois par jour.

ou encore :

althaea radix	*10 %*	
cetraria islandica	*20 %*	
pimpinella anisum	*10 %*	
prunus spinosa, flos	*30 %*	
sambucus nigra, flos	*30 %*	*tisane*

une tasse trois fois par jour.

Dans le cas de bronchite plus sévère, on ajoutera au traitement précédent :

1.	***aconitum***	*D 3*	
	bryonia	*D 2*	*dil. ou granules*
2.	***antimonium tartaricum***	*D 2*	
	phosphorus	*D 4*	*dil. ou granules*

un granule (deux à partir de cinq ans), ou une goutte par année d'âge (maximum dix gouttes).

1 et 2 se donnent en alternant toutes les heures (chacun revient toutes les deux heures) pendant dix jours.

Ne pas prolonger au delà de dix jours ce traitement sans consulter.

78. Bronchite asthmatiforme

Dans le cas de bronchites asthmatiformes, c'est-à-dire d'épisodes où la bronchite s'accompagne de difficultés à respirer et où l'enfant fait entendre un léger sifflement, on ajoute :

abies pectinata	*D 2*	
petasites	*D 2*	
plantago	*D 2*	*dil.*

une goutte par année d'âge (maximum dix gouttes), trois fois par jour, pendant toute la durée de ces manifestations.

L'usage ancien des sinapismes s'est peu à peu perdu. On peut utiliser un équivalent plus modéré de cette ancienne méthode avec :

arnica, flos	*0,25 %*	
camphora	*0,125 %*	
oleum aethereum eucalypti	*6,25 %*	
oleum aethereum petroselini	*6,25 %*	
oleum aethereum pini	*82,5 %*	
oleum aethereum rosmarini	*1,25 %*	*oleum (huile)*

en applications sur la poitrine et sur le dos, trois fois par jour.

79. Asthme

L'asthme demande en général un traitement long et difficile. On peut cependant apprendre à faire cesser certaines crises d'asthme dans des cas qui ne sont pas trop graves. Ainsi :

lobelia *D 8* *dil.*

une goutte par année d'âge (maximum dix gouttes).

ou

lobelia	*D 6*	
plumbum	*D 8*	
quercus	*D 4*	
veronica	*D 4*	*dil.*

une goutte par année d'âge (maximum dix gouttes).

peuvent résoudre une crise d'asthme dans certains cas.

On peut ajouter :

olivenite *D 8* *dil.*

une goutte par année d'âge (maximum dix gouttes), que l'on redonne toutes les dix minutes si nécessaire.

Si l'on ne parvient pas à faire passer la crise, on peut avoir recours aux injections sous-cutanées, à faire entre les épaules.

On donnera d'abord :

belladonna *D 3 ampoules*

une injection

que l'on fera suivre une demi-heure plus tard de :

lobelia *D 6*
plumbum *D 8*
quercus *D 4*
veronica *D 4 ampoules*

une injection

Si la crise ne cède pas, il faut recourir à d'autres médicaments.

La maladie asthmatique nécessite un traitement de fond, et ne se soigne pas par automédication.

RHUMATISMES

80. Rhumatismes

Il existe un médicament de base que l'on peut utiliser dans tous les cas:

rheumadoron®

dix gouttes trois fois par jour (ou toutes les heures si c'est nécessaire)

81. Douleurs musculaires

Appliquer trois à quatre fois par jour :

aconitum	*1 %*	
arnica	*3,5 %*	
betula	*0,4 %*	
formica	*1 %*	
mandragora	*0,3 %*	
oleum aethereum rosmarini	*1 %*	*pommade*

82. Crampes

Lorsqu'on est sujet aux crampes des mollets pendant la nuit, on applique :

cuprum *D 1* *pommade*

sur les mollets le soir au coucher.

Si la crampe se produit tout de même au cours de la nuit, on répète l'opération.

83. Lumbago

On utilisera une dilution et une pommade, contenant les mêmes produits :

argentum	*D 20*	
arnica	*D 20*	
bambusa	*D 6*	
disques vertébraux	*D 6*	
formica	*D 3*	*dil., pommade*

la dilution se prend trois fois par jour (dix gouttes),

la pommade s'applique le long de la colonne vertébrale, matin et soir, ou plus souvent.

On aura recours à des bains chauds dans lesquels on laisse reposer l'ensemble de la colonne vertébrale; après le bain, on applique la pommade et on prend garde de rester bien au chaud.

Pour atténuer les douleurs, on prendra en outre :

apis	*D 2*	
arnica	*D 3*	
levisticum	*D 3*	*dil.*

dix gouttes toutes les heures si nécesaire.

et	***bryonia***	*D 4*	
	formica	*D 3*	
	rhus toxicodendron	*D 4*	*dil.*

dix gouttes (également toutes les heures).

84. Sciatique

On peut soulager les douleurs de sciatique avec les médicaments indiqués pour le lumbago, mais en général on doit avoir recours au médecin.

85. Torticolis

Appliquer la pommade indiquée pour les douleurs musculaires, aussi souvent que nécessaire, et prendre

apis	*D 2*	
bryonia	*D 3*	
rhus toxicodendron	*D 4*	*dil.*

dix gouttes toutes les heures si nécessaire.

86. Mal au dos

Le mal au dos peut être soulagé par les indications données pour le lumbago. Si l'on n'obtient pas rapidement un soulagement, il faut recourir au médecin.

URINES

87. Brûlures en urinant

achillea	*D 2*	
cantharis	*D 3*	
equisetum	*D 2*	
vessie	*D 5*	*dil.*

une goutte par année d'âge (maximum dix gouttes) environ six fois par jour.

Prendre également :

1.

apis	*D 2*	
belladonna	*D 2*	*dil. ou granules*

une goutte par année d'âge (maximum dix gouttes), ou deux granules (un granule en dessous de cinq ans).

2.

carbo	*D 1*	
sulfur	*D 2*	*trit.*

une mesure

1 et 2 en alternant toutes les heures (chacun revient toutes les deux heures), pendant dix jours.

88. Pipi au lit

Ce problème devient préoccupant lorsque, passé l'âge de trois ans, cette maîtrise n'est toujours pas acquise.

Le traitement suivant sera efficace dans un grand nombre de cas :

berberis	*D 3*	
bryophyllum argento cultum	*0,1 %*	
hypericum	*D 3*	
kalium phosphoricum	*D 5*	*dil.*

une goutte par année d'âge trois fois par jour.

Le traitement doit être donné pendant au moins six mois.

Dans certains cas où l'on est sûr que le motif vient d'un sommeil trop profond, on ajoutera :

phosphorus in oleo *D 3* *dil.*

Appliquer une à deux gouttes sur la plante des pieds au moment du coucher. Continuer également six mois.

YEUX

89. Conjonctivite

La conjonctivite se manifeste par un oeil rouge et douloureux, et un écoulement d'un oeil, ou des deux, qui colle les paupières, surtout au réveil.

On nettoiera les yeux avec un coton trempé dans de l'eau bouillie ou du sérum physiologique, et non essoré. On passe le coton sur les paupières depuis le nez vers l'extérieur : le coton recueille ainsi les sécrétions sans frotter l'oeil, ce qui aggraverait l'inflammation. On fera cette opération une fois au réveil et, si c'est vraiment nécessaire, une deuxième fois dans la journée.

On donne en plus le traitement suivant :

argentum nitricum	*D 21*	
belladonna	*D 15*	
silicea	*D 22*	*dil. ou granules*

un granule (deux à partir de cinq ans), ou une goutte par année d'âge (maximum 10 gouttes) six fois par jour pendant dix jours.

Si de plus le blanc de l'oeil est rouge, on ajoutera :

erythraea	*0,05 %*	
euphrasia	*0,1 %*	
foeniculum	*0,3 %*	
plantago	*0,05 %*	*collyre*

une goutte dans chaque oeil six à sept fois par jour.

Le flacon de collyre se garde cinq ans après sa date de fabrication s'il n'est pas ouvert. Une fois ouvert, il se garde quinze jours et doit être jeté au bout de ce temps.

On doit obtenir un résultat en six jours de traitement. Si l'oeil n'est pas nettement amélioré au bout de six jours, il faut consulter.

DIVERS

90. Migraines

La migraine relève d'un traitement de fond pour lequel il est préférable de consulter.

On peut donner le traitement suivant :

> ***ferrum sulfuricum silicicum*** *5 % trit.*
>
> une mesure trois fois par jour.

Le traitement est à faire pendant des périodes de sept semaines consécutives suivies de pauses de deux semaines. Si les migraines reviennent dès qu'on fait la pause, on raccourcira celle-ci.

Ce médicament provoque un dépôt grisâtre sur les dents, qui disparaît dès qu'on arrête le traitement, et ne laisse aucune trace.

Pour cette raison, on peut préférer une autre forme qui n'a pas cet inconvénient :

> ***ferrum sulfuricum*** *20 %*
> ***silicea*** *D 1 gélules*
>
> une gélule deux fois par jour. Poursuivre le traitement avec les mêmes périodes et les mêmes pauses.

Ce traitement, pour être efficace, doit être poursuivi plusieurs années.

La crise de migraine sera traitée avec :

> ***ferrum sidereum*** *D 8*
> ***silicea*** *D 20*
> ***sulfur*** *D 6 dil.*
>
> dix gouttes toutes les heures.

91. Vertiges

Dans le cas simple de sensation de vertige, on pourra s'aider du traitement suivant

ferrum hydroxydatum *2 %* *trit.*

une mesure. Il faut répéter un quart d'heure plus tard si la sensation de vertige n'a pas disparu.

92. Perte de connaissance brève

Aussitôt après une perte de connaissance brève, on prendra :

aurum *D 6* *trit.*

une mesure, que l'on peut reprendre le quart d'heure suivant.

INTRODUCTION A LA MEDECINE ANTHROPOSOPHIQUE

Celui qui serait tenté d'utiliser d'une manière quelque peu mécanique le formulaire précédent, tel symptôme faisant recourir à tel remède, aurait probablement la surprise, après quelque temps de résultats favorables, de voir peu à peu l'efficacité des médicaments s'atténuer, et peut-être même disparaître. Il en irait de même pour le patient qui recourrait aux soins d'un médecin anthroposophe qui prescrirait lui-même ces remèdes de façon plus ou moins automatique, et sans renouveler régulièrement la connaissance qu'il a de ces médicaments, de leur mode d'action, de la part de révélation des secrets de la nature qu'ils contiennent. Aussi surprenante, aussi paradoxale que paraisse cette remarque, elle repose cependant sur une vérité fondamentale.

En livrant au public une partie de ses "secrets", si l'on peut dire, touchant des maux bénins et à propos desquels on peut raisonnablement penser que le patient est en mesure de se soigner lui-même, le médecin court le risque de dévaloriser ainsi ces remèdes et le trésor qu'ils contiennent, et il ne devrait partager ainsi son savoir que s'il réussit à partager aussi la connaissance de la nature, le fondement réel sur lequel repose cette manière de se soigner.

La distinction entre ce que l'on peut soigner soi-même et ce qui nécessite le recours au médecin n'est pas tranchée; elle dépend en fait de chacun. On peut admettre que certaines personnes - il en existe - ne recourent presque jamais aux soins d'un médecin, ni à quelque remède que ce soit. Il est en effet une façon de se soigner soi-même sans le secours d'autrui et sans recours à un remède quelconque, parce qu'on sait puiser en soi-même la force nécessaire. Cette attitude, encore rare, est probablement appelée à se répandre. Celui qui a pour fonction de donner des soins à ceux qui demandent ses services ne saurait raisonnablement recommander cette attitude : ce serait favoriser une exagération toujours possible fondée sur une présomption de soi-même et la secrète conviction que l'on fait partie de ceux qui peuvent en toute circonstance se guérir tout seuls, conviction qui se révèle souvent fausse, et qui aboutit à des catastrophes par une méconnaissance des règles les plus élémentaires de la prudence. Trop d'exemples en sont rapportés tous les jours. S'il est de son devoir de ne pas favoriser cette attitude, le médecin doit cependant reconnaître qu'elle peut être légitime, et ne pas l'entraver lorsqu'elle est présente et qu'elle est justifiée.

Peur et courage devant la maladie

La possibilité de se guérir par soi-même et de surmonter la maladie est illustrée par cette remarque de Goethe (1) : "Napoléon a réellement visité les pestiférés, pour montrer par son exemple qu'on peut triompher de la peste quand on est capable de triompher de la peur. Et il a raison ! Je peux citer un fait de ma propre vie. Me trouvant auprès d'un malade atteint de la fièvre putride, j'étais inévitablement exposé à la contagion et je n'échappai à la maladie que par un effort de volonté. Ce que la volonté morale peut faire en pareil cas, c'est incroyable ! Elle pénètre pour ainsi dire tout le corps et lui imprime une activité qui repousse toutes les influences malignes. La peur, au contraire, est un état de faiblesse passive et d'émotivité qui nous livre pieds et poings liés à l'adversaire. Napoléon ne le connaissait que trop bien, et il savait qu'il ne risquait rien en donnant à son armée un exemple magnifique".

Cette remarque est toujours vraie. Notre époque, qui voit revenir ce que l'on croyait avoir définitivement surmonté, la possibilité d'une grande épidémie, réapprend cette vérité élémentaire sur le rôle de la peur dans la diffusion de celle-ci. Tous ceux qui suivent le développement du syndrome de l'immunodéficience acquise ont noté ce rôle de la peur. Elle existe aussi dans le cancer, et nous avons ainsi cité les deux maladies les plus graves de notre époque, celles qui font le plus peur.

Notre époque sur ce point ne diffère pas de celles qui précèdent, seules diffèrent les modalités de ces maladies où la peur prédomine. Ce n'est pas dans la nature du virus, dans la composition des séquences biochimiques de ses éléments, ce n'est pas dans la découverte microscopique de la *cause* du cancer, recherchée en vain depuis un demi-siècle, que se trouve probablement la clé du développement de ces maladies, leur caractère épidémique. (On peut en effet parler d'épidémie de cancer bien qu'il n'y ait pas d'élément causal connu transmissible; il y a cependant, indépendamment de tout agent

(1) *Conversations de Goethe avec Eckermann*. Trad. Jean Chuzeville. Gallimard. Paris. ("Fièvre putride" : on dit aujourd'hui "septicémie").

causal, une maladie qui *se répand*). Sans recourir aux quatre causes d'Aristote, on peut cependant facilement comprendre, au moins dans la première de ces maladies, qu'il y a une cause déterminante, matérielle, déclenchante, le virus, mais que le développement de ce virus à l'intérieur de l'organisme n'est possible que par suite d'un certain nombre de circonstances, d'un terrain favorable comme on dit d'une manière vague mais très imagée, où ce virus puisse trouver les conditions de son développement.

Les considérations de Goethe sur la *peur* comme cause d'un autre ordre du développement d'une épidémie, et surtout sa remarque sur la *volonté morale* comme force capable d'imprégner tout le corps et de repousser toutes les influences malignes, permettent de comprendre dans quelle direction on peut aussi s'orienter dans la recherche d'une attitude thérapeutique autre que purement matérielle, s'opposant uniquement à la multiplication du virus ou, dans le cas du cancer, au développement anarchique des cellules malignes.

La peur et les "complications"

C'est une considération de ce genre, mais beaucoup plus précise que celle de Goethe, qui trouve dans la médecine anthroposophique son développement.

Avant de l'exposer en détail, donnons un autre exemple peut-être plus accessible. Dans le formulaire qui précède, on aura remarqué que rien n'est indiqué sur les convulsions de l'enfant. Et, plus généralement, conformément à ce qui est indiqué dans l'avertissement, on ne trouve que des recettes pour soigner simplement des maladies simples. Rien n'est dit des *complications*. Les complications qui peuvent survenir à propos de la plupart des maladies même les plus simples sont en effet de manière inévitable le domaine où il faut recourir au médecin, et les convulsions sont en effet à considérer comme une complication d'un état de maladie, le plus souvent résultant de la fièvre elle-même. Dans les convulsions de l'enfant et dans toute complication en général, nous avons en effet l'exemple de ce qui se passe lorsque le malade ou l'entourage, la mère habituellement dans le cas du jeune enfant, est débordé, se ressent débordé par la situation, la peur et une certaine part d'affolement prenant alors le dessus. Il en résulte aussitôt une aggravation *objective*, et souvent très grave, des symptômes. Il est clair qu'alors ceci est du domaine du médecin, et peut nécessiter l'hospitalisation. Ce phénomène peut être compris comme une sorte de capitulation de la personnalité profonde devant l'état de maladie. La progression du mal est ressentie comme grave, inéluctable, et plonge dans un état où la capacité du moi de surmonter les épreuves se trouve à peu près anéantie. Le phénomène est facile à comprendre lorsque l'aggravation est ressentie en soi-même; il amène tout simplement à consulter plus compétent que soi, à s'en remettre avec confiance à celui qui fait profession, dans les cas de ce genre, de tirer d'affaire les personnes ainsi affaiblies par l'état de maladie, parce qu'il connaît ces situations, les remèdes appropriés, et qu'il dispose de la force de volonté nécessaire pour y faire face lorsque justement elle se révèle insuffisante chez le patient. Nous avons ainsi décrit pour l'essentiel ce qu'est le recours au médecin, en quoi consiste vraiment cette sorte de prise en charge qu'on appelle à juste titre un *acte*, car pour l'essentiel il ne s'agit pas chez le médecin d'un raisonnement, même si le raisonnement y tient une place importante, mais il s'agit d'une intervention avec les forces de la volonté dans une situation que le patient présente ainsi, pour laquelle il a recours à l'intervention d'un autre à qui il manifeste sa confiance.

Surmonter la peur peut guérir

Ce phénomène est moins aisé à comprendre dans le cas d'un enfant et de sa mère parce que, pour simplifier, c'est la mère qui perd pied, qui se laisse envahir par la peur, et c'est l'état de l'enfant qui s'aggrave. Une observation attentive de nombreux cas de ce genre donne pourtant l'explication : l'enfant vit dans l'atmosphère de sécurité qui émane de sa mère, et il y trouve à l'état habituel ce dont il a besoin. Si chez la mère la peur, l'inquiétude, prennent le dessus, l'atmosphère psychique dans laquelle vit cet enfant se modifie, et il en résulte pour lui une aggravation qui se manifeste dans le physique; le phénomène est descendu d'un degré.

Cet exemple illustre bien a contrario ce qui se passe avec le médecin et son rôle essentiel : c'est de prendre sur lui cette inquiétude et de la dissiper, de rassurer. On dira : parce qu'il sait, parce qu'il connaît les situations et les remèdes qui conviennent. Ce n'est qu'une partie de la réponse. L'essentiel est dans une attitude ou interviennent non pas principalement les connaissances, mais les forces de volonté; il y a une sorte d'action à distance avec là aussi une influence qui fait descendre le phénomène d'un degré; un psychisme fort chez le thérapeute apaise chez le patient une manifestation organique. Et si c'est le psychisme du patient qui est en cause ? La loi joue là encore; c'est donc un élément supérieur au psychisme qui doit intervenir chez celui qui veut que son action bénéfique ait des répercussions sur le psychisme.

La "loi pédagogique"

Nous abordons ici l'un des enseignements de l'anthroposophie, qui a été donné à propos de l'éducation des enfants attardés, et qui pour cette raison s'appelle la *loi pédagogique*. Mais, dans ce qui est décrit sous forme de pédagogie et rapporté à un éducateur, il est question en fait d'une relation thérapeutique. La loi est ainsi expliquée par le cas suivant :

"Par exemple l'enfant veut marcher et ne le peut pas. C'est ce qui apparaît dans certains états pathologiques très frappants, à propos desquels on déclare l'enfant incapable de marcher. Tant que cela vous émeut et provoque en vous de la sympathie ou de l'antipathie, même à un faible degré, vous ne pourrez rééduquer efficacement." (1) Il s'agit donc de surmonter sympathie et antipathie, de se faire une image objective du phénomène, et de l'accepter avec sérénité sans éprouver autre chose à cet égard que de la compassion. Cet exemple qui est donné pour l'éducation d'enfants déficients s'applique en tous points à la pratique de la médecine, et peut être transposé. On le transposera aussi dans cette forme d'autoguérison dont nous avons parlé, et où l'on est soi-même son propre éducateur, son propre thérapeute.

L'homme, première force de guérison

De tous les médicaments disponibles pour se guérir, nous avons donc commencé par décrire le premier, c'est-à-dire l'homme lui-même. Et pour être plus précis, nous devons dire quelle est la partie qui en l'homme a ainsi cette possibilité de guérir par le haut, si l'on peut dire, par les forces de volonté dont parlait Goethe.

Nous vivons entourés des règnes de la nature, minéral, végétal et animal, et c'est à ces trois règnes que nous empruntons la plupart des remèdes. Celui que nous avons décrit en premier appartient au quatrième règne, le règne humain. C'est une partie de l'homme qui ne s'apparente en rien aux trois premiers. C'est le moi.

Nous avons parlé de degrés en voyant apparaître une manifestation psychique ayant chez un autre une répercussion physique. Nous pouvons maintenant décrire de manière plus précise ce qui se joue là et quels sont ces degrés qui se manifestent dans la loi pédagogique. Il y en a quatre, comme il y a quatre règnes dans la nature, et l'homme participe lui-même aux quatre : il a en lui une part de minéral, une part végétale, une part animale, et enfin il est un homme par le fait de ce

(1) Rudolf Steiner. *Pédagogie curative*. Trad. J. Berron. Editions anthroposophiques romandes. Genève.

moi qu'il est seul à avoir. La victoire sur la peur telle qu'elle est rapportée de Napoléon ou de Goethe lui-même peut s'interpréter ainsi comme la victoire de la partie supérieure de l'homme, le moi, sur la partie inférieure qui se manifeste dans la peur. Toutes les fois qu'un sentiment est vaincu par cet élément supérieur, on a une sorte de refoulement de la partie animale de la nature humaine. C'est évidemment le moyen le plus efficace de combattre toute maladie à sa racine, pourrait-on dire, par l'élément le plus élevé de la nature humaine.

Mais on ne peut se contenter de décrire le moi capable de maîtriser la peur, car dans le phénomène décrit ce n'est pas seulement la peur qui est surmontée, ce sont les manifestations morbides elles-mêmes. Ces manifestations morbides, nous les classons en général dans le physique, et nous les étudions avec les moyens qui conviennent, c'est-à-dire le microscope, la biochimie, etc. Ce faisant, on se coupe de toute possibilité de comprendre comment un élément supérieur de la nature humaine, la faculté de l'homme de surmonter sa peur dans l'exemple indiqué, peut ainsi agir en descendant jusque dans le physique et y provoquer des effets réels.

La conception psychosomatique actuelle devine toutefois un rapport de ce genre, mais sans l'exprimer de manière claire. Elle dit par exemple que l'homme "somatise", ce qui veut dire qu'un trouble de nature psychique a une répercussion qui descend jusque dans l'organique, mais elle le devine seulement, ne disposant pas des connaissances nécessaires pour dire comment cela se passe et quelles forces sont mises en oeuvre.

Quatre constituants en l'homme

L'anthroposophie offre une connaissance de ce type, et une réponse complète à ce problème des rapports entre le psychique et l'organique, ou plus précisément entre les différents composants de l'homme, en en distinguant quatre dont seul le plus inférieur, le physique, est accessible aux sens; les autres ne sont pas perceptibles aux yeux et aux oreilles, mais leurs manifestations, leurs interactions, sont compréhensibles, et expliquent ainsi bien des phénomènes qui sans cela restent des énigmes.

Pour entrer un peu plus dans ce sujet, on doit considérer par exemple que l'homme n'est pas seulement un homme solide comme le laissent croire toutes les planches anatomiques qui ne peuvent dessiner que des formes aux contours précis. Ce faisant, une première illusion s'insinue chez celui qui s'habitue à regarder ces planches anatomiques et croit y voir une image exacte de la réalité. La réalité, c'est qu'en plus de cet homme solide, on peut aussi considérer l'ensemble des liquides présents dans le corps, et les considérer comme formant un tout, un tout organisé et différencié. On a ainsi comme un homme liquide, relativement séparé du premier, l'homme solide, mais en continuelle interaction avec lui. On peut encore considérer l'ensemble des composants gazeux de l'homme, principalement l'air qui à chaque instant emplit un certain espace en lui, et ne pas regarder cet air ou ces gaz uniquement comme un remplissage matériel de cavités vides, mais comme formant un tout différencié et organisé à l'intérieur de l'organisme total. Et puis on envisage encore l'ensemble de la chaleur répandue dans la totalité de l'organisme comme un ensemble lui aussi différencié et formant un tout. On a ainsi décrit les supports organiques qui servent de points d'appui aux quatre éléments constituants précédemment décrits. En particulier, le moi vit dans la chaleur, s'exprime dans la chaleur, et toute activité le concernant se manifeste comme quelque chose qui a une répercussion dans les modifications de chaleur qui accompagnent cette activité. Le psychisme à son tour se manifeste plutôt dans l'organisme aérien, et la vie biologique dans l'organisme liquide.

"On n'acquiert une compréhension de la relation de l'homme à l'environnement que si l'on approfondit vraiment cette structure de l'homme, que la conception mécaniste ordinaire ignore. Tout s'interpénètre dans l'homme et, du fait que le moi siège dans l'organisme calorique, et que le moi pénètre aussi l'organisme aérien, l'organisme liquide et l'organisme solide, il les imprègne aussi de l'organisme calorique qui vit alors dans tout cet ensemble. L'organisme de chaleur vit donc dans l'organisme aérien; l'organisme calorique, traversé par la force du moi, vit aussi dans l'organisation liquide.

Et c'est alors dans cette voie que l'on peut rechercher par exemple, dans la circulation du sang, l'action du moi. Cette action du moi se présente de telle façon dans la circulation du sang que, par l'intermédiaire de l'organisme de chaleur, le moi agit sur la circulation. Là le moi agit comme l'entité qui fait descendre la volonté en quelque sorte à partir de la chaleur, en passant par l'air, jusqu'à l'intérieur du liquide. Ainsi y a-t-il une interaction dans l'organisme. Mais nous ne trouverons pas de solution à ce problème si nous nous bornons à des représentations générales abstraites de cette interaction. Nous n'en viendrons à bout que si nous pouvons nous représenter concrètement comment l'homme est constitué, comment tout ce qui l'entoure participe à son organisation." (1)

(1) RUDOLF STEINER. *Liberté et amour.*
Ed. anthroposophiques romandes. Genève.

L'homme et la nature

Nous avons décrit là comme un programme de ce que peut être une connaissance véritable de l'homme dans tous ces rapports internes. Le sujet est le plus vaste qui soit, et constitue l'essentiel de l'anthroposophie. On voit comment la médecine peut être fécondée par cette connaissance, qui descend dans les détails et dans tous les organes. On voit aussi qu'une telle étude n'est pas seulement une étude de l'homme, mais que l'ensemble de la nature avec laquelle l'homme forme un tout, fait partie aussi de cette étude. L'étude de la nature va conduire à observer les différents règnes, donc dans le détail les animaux, les végétaux et les minéraux, et des rapports vont apparaître entre ces parties de la nature et les parties à l'intérieur de l'homme. La thérapeutique découle d'une telle connaissance. La seule thérapeutique que nous avons citée jusqu'ici, c'est le moi lui-même actif dans sa volonté; il agit pratiquement toujours mais il est clair que la plupart du temps son action est insuffisante, qu'il a besoin d'être aidé. Dans cette action descendante du moi par degrés jusqu'au physique, des intermédiaires sont présents, et des forces extérieures peuvent être apportées, auxquelles l'organisme doit s'affronter.

Le médicament homéopathique

On peut agir ainsi à différents niveaux au moyen de substances extraites des règnes de la nature. Pour qu'un médicament soit efficace, il faut que les forces qu'il contient soient apparentées à ce qui se passe de pathologique à l'intérieur de l'organisme. La chose est relativement facile à comprendre, avec par exemple le venin d'abeille. On sait très bien quelle action pathologique crée la piqûre d'abeille. En introduisant à une dilution convenable, c'est-à-dire atténué, le médicament *apis* (l'abeille), on oblige l'organisme à lutter contre, et cette lutte va lui permettre de surmonter une manifestation pathologique qui ressemblait à une piqûre d'abeille. Cet exemple, facile à comprendre, est celui sur lequel est basée toute la thérapeutique homéopathique.

Le médicament anthroposophique

Tous les exemples ne sont pas aussi simples, et la médecine anthroposophique se différencie de l'homéopathie en ce qu'elle n'utilise pas seulement le procédé des dilutions de Hahnemann. Dans les laboratoires pharmaceutiques anthroposophiques, on réalise aussi des préparations plus compliquées que les simples dilutions et dynamisations. On regroupe plusieurs substances de base et on leur fait subir une préparation où l'une réagit sur l'autre, où des processus mettant en jeu la chaleur et les dilutions sont réalisés de manière à fournir un médicament qui soit adapté à un processus complexe de maladie présent chez l'homme. En ce sens, cette thérapeutique "naturelle" s'éloigne beaucoup de la nature extérieure; elle introduit beaucoup de "civilisation" dans cette nature. L'illusion qu'on puisse se soigner par des tisanes de simples à notre époque est encore tenace. Dans les maladies qu'on pourrait dire "hautement civilisées" de notre époque, il faut recourir à une intelligence de ce qui se passe dans les processus de maladie, et préparer la substance pour qu'elle puisse agir et susciter des processus guérisseurs.

Complexité des maladies actuelles

On peut se faire une idée de cette complexification de nos maladies actuelles si l'on songe à tout le raffinement qui a été introduit peu à peu dans l'alimentation. On peut se nourrir de fruits et de crudités, et ce faisant on reste très proche de la nature. En ce sens, c'est une méthode qui a de grandes vertus thérapeutiques. Mais en général nous faisons cuire nos aliments, et nous avons recours à des viandes, des poissons, des pâtisseries, qui sont très éloignés de la nature directement comestible comme la salade ou les fruits crus. Et ceci n'est qu'un petit indice de ce qui se passe en nous lorsque nous exerçons notre pensée et nous adonnons aux activités intellectuelles hautement élaborées de notre époque. On peut comprendre que la répercussion dans l'organisme de toutes ces activités n'aille pas dans le sens d'une simplification.

Le médicament minéral

Pour toutes ces maladies qui résultent de l'activité supérieure de l'homme, qui s'éloignent de simples troubles digestifs que l'on peut encore très bien soigner avec des tisanes de simples, on devra recourir à une thérapeutique qui met en jeu des forces plus profondes, plus difficiles à vaincre, et c'est ainsi que s'explique le recours aux minéraux. Avec le minéral, on dispose de l'élément qui est le plus étranger à l'homme, le plus éloigné de la nature de l'homme. Si on l'introduit dans l'organisme, on va donc demander à celui-ci un effort beaucoup plus considérable, car l'homme doit lutter contre ce qui lui résiste le plus. C'est cette lutte que l'on recherche, que l'on provoque en donnant une thérapeutique minérale, pour que l'homme tire de lui-même des forces qu'il ne met pas en jeu couramment, mais qui sont nécessaires pour vaincre une maladie de ce type.

Citons Rudolf Steiner qui présente lui-même un médicament contre la trachéite et la bronchite : la pyrite.

"Nous allons parler maintenant d'un médicament qui a vu le jour grâce à la connaissance qui permet d'établir les correspondances justes entre les processus des substances et ceux de l'organisme humain. Là, il faut se rappeler qu'en réalité une substance est un processus arrêté, figé en quelque sorte. Au fond, nous devrions parler non pas de pyrite, mais de processus de pyrite. Ce processus, qui dans la pyrite minérale est comme figé, correspond à ce qui peut résulter de la coopération des processus du fer et du soufre. Comme nous venons de le montrer, le fer stimule la circulation sanguine; le soufre, lui, assure la liaison entre la circulation et la respiration. Or, c'est justement au point où la circulation et la respiration entrent en relation, que se situe l'origine de la trachéite et de la bronchite, comme aussi celle de certaines formes de bégaiement. Ce processus entre la circulation et la respiration - qui est aussi le processus selon lequel les organes correspondants se forment pendant la période embryonnaire, puis se régénèrent tout au long de la vie - peut, s'il ne se déroule pas normalement dans l'organisme, être assumé par la substance fer-soufre que l'on apporte au corps. En partant de ces données, nous préparons contre les maladies citées plus haut un médicament à base de pyrite, où le minerai est transformé de manière que ses forces, lorsqu'elles sont endiguées, trouvent le chemin des organes malades. Bien sûr, il faut connaître le chemin que prennent dans l'organisme certains processus de substances. Le processus du fer est mené par le métabolisme jusqu'à la circulation sanguine. Celui du soufre passe de la circulation à la respiration." (1)

Substance et processus

Avec ce texte, un coin du voile qui recouvre les énigmes de la maladie et de la santé en général se lève, et l'on peut percevoir à l'oeuvre une méthode de raisonnement d'où la médecine anthroposophique a tiré ses remèdes. Tout est processus, en particulier une substance est un processus, mais en quelque sorte figé; il faut donc recourir à des méthodes qui remettent en route le processus lui-même. Tout processus à l'intérieur de l'homme a son équivalent dans la nature extérieure, où il faut savoir le reconnaître. L'essentiel de la démarche thérapeutique consiste à mettre en relation ces deux processus, celui qui est interne à l'homme, et celui qui est propre à la nature extérieure. Enfin, pour compléter, il faut ajouter que ce qui se passe à l'intérieur

(1) Rudolf Steiner, I. Wegman. *Données de base pour un élargissement de l'art de guérir*. Trad. J. Berron. Triades. Paris.

de l'homme, du fait de la présence des éléments supérieurs de l'homme et en particulier de son moi qui lui est propre, est totalement différent de ce qui se passe au dehors. Tout est "humanisé", personnalisé, en l'homme. Cette analogie entre les processus externes et internes n'est donc pas totale.

Connaissance du remède

Voilà ainsi résumé en quelques phrases le fondement sur lequel repose l'essentiel de la démarche par laquelle la médecine anthroposophique trouve ses remèdes. Le médecin, du fait de son rapport quotidien avec la maladie, est donc invité à renouveler toujours cette connaissance, et à percevoir de plus en plus de nouveaux rapports.

On perçoit mieux, vu ce qui a été dit du fondement de cette médecine, que cette connaissance lui impose de la renouveler sans cesse, et de ne pas céder à l'automatisme dans ses prescriptions. On perçoit aussi, étant donné ce qui a été dit de l'importance du moi et de la loi pédagogique, le rôle du moi du médecin lui-même dans le processus de guérison engendré par la prescription de tel ou tel remède, et on peut mieux comprendre ce qui apparaissait si surprenant, énoncé d'emblée, que l'efficacité du médicament elle-même est en cause, qu'elle n'est pas automatique.

A celui qui ne fait pas profession de soigner les autres, l'ensemble de cette démarche n'est pas nécessaire, mais il est bon de savoir sur quoi repose en fait l'efficacité de ces médicaments. Et dès lors que l'on veut essayer de se soigner soi-même en utilisant ces remèdes, il faut savoir que l'on participe aussitôt, de ce fait, à l'utilisation de forces qui sont en rapport avec une connaissance particulière, celle que nous venons d'esquisser dans ses grandes lignes. Il est donc nécessaire, et d'ailleurs on en ressent aussitôt le besoin, de comprendre au moins en partie ce que l'on fait, et de participer à cette connaissance. Les indications bibliographiques qui sont données invitent à en savoir plus.

BIBLIOGRAPHIE

POUR ABORDER L'ANTHROPOSOPHIE

R. Steiner. **Médicament et médecine à l'image de l'homme.**
Editions anthroposophiques romandes (E.A.R.), Genève.

On a ici, dans une série de conférences s'adressant à des publics divers n'ayant aucune connaissance préalable de l'anthroposophie, une première approche pour comprendre ce qu'est l'anthroposophie elle-même, et comment on peut l'appliquer à la médecine

R. Steiner et I. Wegman. **Données de base pour un élargissement de l'art de guérir** (traduction J. Berron)**.** Editions Triades, Paris.

Cet ouvrage expose les fondements de la médecine anthroposophique, s'adressant cette fois aux médecins eux-mêmes.

Aux médecins nous conseillons la lecture et l'étude de ces deux ouvrages, aux non médecins celles du premier seulement.

POUR CEUX QUI VEULENT EN SAVOIR PLUS

Nous conseillons alors les ouvrages suivants :

Pour tous :

R. Steiner. **Théosophie.** E. A. R. Genève.

R. Steiner. **Santé et maladie.** E.A.R. Genève.

Pour les médecins :

R. Steiner. **Médecine et science spirituelle.** E.A.R. Genève.

R. Steiner. **Thérapeutique et science spirituelle.** E.A.R. Genève.

R. Steiner. **L'art de guérir approfondi par la méditation.**
E.A.R. Genève.

R. Steiner. **Physiologie et thérapie en regard de la science de l'esprit.**
E.A.R. Genève.

R. Steiner. **Pédagogie curative.** E.A.R. Genève.

DONNEES PRATIQUES SUR LES MEDICAMENTS

Ainsi qu'il a été dit précédemment, les médicaments sont efficaces non par la matière elle-même qui les constitue, mais par les forces qu'ils contiennent. Ces forces ont besoin d'être mises en oeuvre à partir du composant de base, minéral, végétal ou animal.

Un soin particulier est apporté à la préparation de la souche de base. Pour les remèdes animaux (abeille, serpents...), on utilise l'animal entier, et non le venin seulement.

Pour les végétaux, ils sont soit cultivés, soit cueillis dans des sites où ils poussent naturellement. La culture est faite selon les méthodes de la biodynamie. La cueillette est faite à certains moments particuliers de la journée, en général au petit matin; il est tenu compte également des jours favorables selon le calendrier des semis utilisé en biodynamie.

Diverses méthodes de préparation sont utilisées, en particulier faisant intervenir la chaleur, à la différence de l'homéopathie française qui utilise exclusivement la macération à froid. Les procédés faisant appel à la chaleur sont les suivants : digestion (à 37° C), infusion, décoction, torréfaction, carbonisation, incinération.

Pour les minéraux, ils sont recueillis en général à l'état natif. Lorsque le métal lui-même est indiqué, on n'utilise pas le métal livré par l'industrie, mais on prépare par exemple un métal par évaporation complète; les vapeurs se déposent sur une coupelle plus froide au dessus du foyer, et on obtient une fine couche (miroir métallique). C'est le métal ainsi obtenu qui servira pour la souche de base.

Les souches étant ainsi préparées ne sont pas habituellement utilisées telles quelles. Les médicaments indiqués sous forme de teinture-mère (TM) sont généralement à diluer avant utilisation (calendula par exemple). Les autres sont dilués et dynamisés selon la méthode homéopathique de Hahnemann. Une des caractéristiques de la médecine anthroposophique est d'utiliser les dilutions décimales (une partie de souche d'origine pour neuf parties de solvant donnant la première décimale), l'expérience ayant montré que le résultat le meilleur est obtenu avec des décimales. Les dilutions ne vont pas en général au delà de la trentième décimale. La méthode utilisée est celle des flacons séparés. On dilue au dixième ainsi qu'il a été indiqué, puis on dynamise, c'est-à-dire que l'on imprime à la solution un mouvement tournant à l'intérieur d'un flacon pendant une vingtaine de minutes. Cette opération est faite à la main.

Pour les souches solides, l'équivalent de la dilution est la trituration, c'est-à-dire un mélange d'une part de la souche d'origine avec neuf parts d'un support poudreux (lactose), et mélange intime en imprimant également un mouvement tournant pendant vingt minutes.

Il existe d'autres méthodes de préparation des médicaments, ne faisant pas appel aux dilutions hahnemaniennes. Citons par exemple les métaux végétabilisés, où une plante ayant une affinité pour un métal est cultivée trois années de suite sur un terreau enrichi de ce métal. On obtient ainsi un médicament végétal ayant beaucoup de propriétés du métal.

INDEX DES MEDICAMENTS CITES

Les médicaments achetés ne portant que leur nom latin, ou les noms des composants et aucune indication sur leur utilisation, on se trouve parfois avec des flacons dont on ne connaît plus l'usage. Nous indiquons ici pour les médicaments cités dans cet ouvrage, la liste et les rubriques où l'on trouvera mentionnée leur utilisation. La liste est donnée par ordre alphabétique. Lorsqu'il s'agit d'une composition, le médicament est placé selon l'ordre où se situe le premier composant.

Abréviations : dil. = dilution; trit. = trituration.

			Rubriques
abies pectinata	*D 2*		
petasites	*D 2*		
plantago	*D 2*	*dil.*	78
abrotanum	*1 %*		
antimonium	*0,1 %*		
arnica	*1 %*		
balsamum toluiferum	*0,4 %*		
oleum aether. rosmarini	*1 %*		
petroleum	*5 %*	*pommade*	74
abrotanum	*D 2*		
cina	*D 3*	*dil*	27
achillea millefolium	*D 6*	*dil.*	15
achillea	*D 1*		
aesculus	*D 3*		
gentiana	*D 3*		
hamamelis	*D 3*		
stibine	*D 8*	*dil.*	6
achillea	*D 2*		
cantharis	*D 3*		
equisetum	*D 2*		
vessie	*D 5*	*dil.*	87

INDEX DES MALADIES

Achevé d'imprimer en février 1996
à l'imprimerie Soulisse et Cassegrain
Rue Blaise-Pascal - 79003 NIORT
Dépôt légal N° 3418